Inhalt

„Glücklich sein ist nicht etwas,
das schon fertig gemacht ist.
Es stammt von Deinen
eigenen Handlungen.“

-Dalai Lama

Einleitung

Der Weg der Selbstfindung – das Entdecken der eigenen Herzensmelodie – ist ausgesprochen aufregend und herausfordernd zugleich. Es ist eine Kunst, sich in all den Möglichkeiten der modernen Welt nicht zu verlieren und zu entscheiden, was richtig ist und was falsch. Es ist eine Kunst, in den zahlreichen Normen, Lebensphilosophien und Weltanschauungen sich selbst zu finden und zu erkennen, was in einem Einklang erzeugt. Es ist eine Kunst, Verpflichtungen nachzugehen und gleichzeitig seinen Träumen und wahren Wünschen Beachtung zu schenken. Es ist eine Kunst, das eigene Tempo zu erkennen und es einzuhalten, in der immer schneller werdenden Welt. Es ist eine Kunst, immer wieder aufs Neue die Balance in sich zu verlieren und wiederzufinden. Es ist ein Weg und ein Ziel zugleich, ein erstrebenswerter Zustand, der uns lebendig macht, der uns Erfüllung und Glück schenkt.

Gesellschaftliche Normen, Traditionen, familiäre Sitten und Bewertungen anderer, denen wir glauben schenken, können unsere Herzensmelodie übertönen. Sie können uns von unserem Weg abbringen. Sie können uns von uns selbst entfernen. Doch unsere Herzensmelodie spielt immer weiter. Es liegt an uns, zur Ruhe zu kommen und hinzuhören, zu lernen, dieser Melodie Beachtung zu schenken und ihrem Rhythmus zu folgen.

Dieses Buch dient dazu, dich zu deiner Herzensmelodie zurückzuführen und dich wieder auf deinen eigenen Weg zu bringen, voller Liebe, Zuversicht und Freude. Es hilft dir dabei, innere Erfüllung zu erlangen.

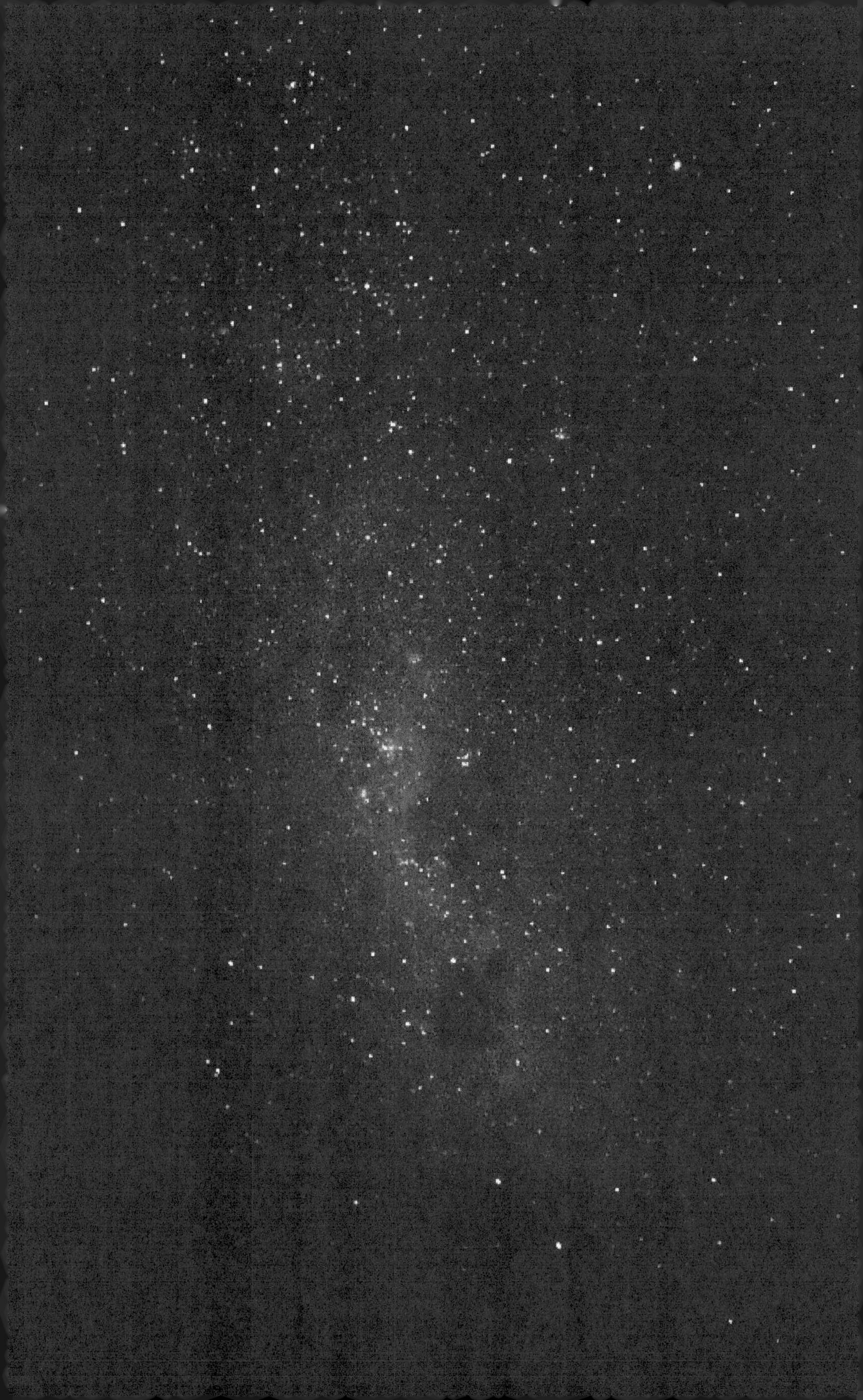

Über das Richtige ...

Die Weisheit

und das Richtige

Eines Tages hörte ich eine wunderschöne Geschichte. Sie funkelte wie ein Diamant in der Ferne, weit von mir entfernt. Heute macht ihre Essenz mein Leben wunderschön. Die Geschichte ging wie folgt:

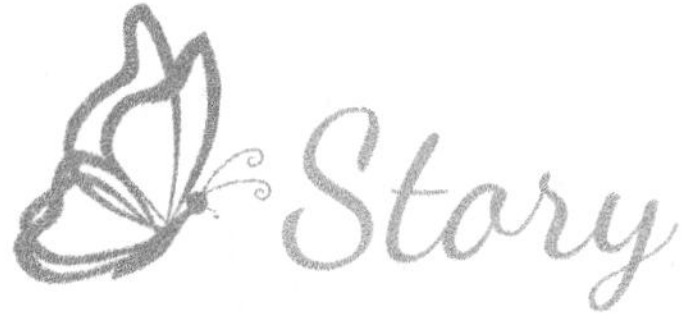

Vor einer langen, langen Zeit überlegten sich die Götter, wo sie die Weisheit des Universums verstecken könnten, sodass der Mensch sie erst dann finden würde, wenn er dafür reif genug ist.

Einer der Götter schlug vor, die Weisheit auf dem höchsten Berg der Erde zu verstecken. Schnell erkannten sie, dass dort die Weisheit nicht sicher genug untergebracht sein würde, da der Mensch bald alle Berge erklimmen würde, ohne für die Weisheit bereit zu sein.

So schlug ein anderer Gott vor, die Weisheit an der tiefsten Stelle des Meeres zu verbergen. Aber auch hier wäre die Weisheit nicht sicher genug, da die Menschen die Weisheit zu früh finden würden.

„Lasst uns die Weisheit des Universums im Menschen selbst verstecken", sagte er. „Der Mensch wird erst dort danach suchen, sobald er reif genug ist. Und das ist er dann, wenn er den Weg in sein Inneres geht."

Alle Götter waren von diesem Vorschlag begeistert und versteckten so die Weisheit des Universums im Menschen selbst.[1]

Die Weisheit und alle Antworten auf unsere Fragen tragen wir in uns selbst. Doch so oft ist der Zugang zu uns selbst schwieriger als der Zugang zum höchsten Berg und zum tiefsten Meer der Welt. Wir Menschen sind höchst komplexe Wesen.

Philosophen aus der ganzen Welt haben seit Jahrtausenden Theorien aufgestellt über den Sinn des Lebens, über die Essenz des Menschen und über seine Stellung in der Welt.

Psychologen beschäftigen sich mit der wissenschaftlichen Erforschung des Erlebens und Verhaltens des Menschen sowie seiner bewussten und unbewussten psychischen Vorgänge. Nach über 140 Jahren Forschung auf der ganzen Welt ist Zahlreiches immer noch nicht erklärbar.

Religionen stellen Menschen ihre Antworten und Weisheiten zur Verfügung, die seit Jahrtausenden studiert und interpretiert werden, von Menschen weltweit. Und auch hier gibt es viele Wiedersprüche und Meinungen.

Mit deutlichen Unterschieden untereinander vereint jedoch

zahlreiche Religionen, Philosophien und die Psychologie eine Erkenntnis über den Menschen – sein Streben nach einem genussvollen, glücklichen Leben. Das hört sich ganz einfach an. Auf der ganzen Welt gibt es zigtausend Möglichkeiten, das Leben zu genießen. Es gibt Genussquellen für alle unsere Sinne. Doch trotz all dieser Voraussetzungen leiden Menschen, verspüren innere Unruhe, Kraftlosigkeit, Demotivation, Angstzustände, Ärger und innere Leere.

Wieso ist das so?

Nun, in der endlosen Auswahl können wir Menschen uns schnell verlieren. Unter den vielen Unsicherheiten kann es sehr leicht passieren, dass wir die falsche Option für uns auswählen, dass wir die Entscheidungen anderer übernehmen, Erwartungen nachgehen, die nicht mit unseren Wünschen übereinstimmen und unsere Wahrheit verläugnen. Tun wir das, so leben wir an uns selbst vorbei, wir empfinden Bedauern, Ängste, Leere und innere Unruhe. Wir entfernen uns immer weiter von uns selbst, von unserer Herzensmelodie, von unserer Bestimmung und von dem Grund, wieso wir hier sind. Es fällt uns immer schwieriger, Entscheidungen zu treffen und unsere Intuition zu hören. Wir streben nach mehr. Dabei verleugnen wir uns selbst. Wir machen ‚das Richtige', das nichts mit uns und unseren wahren Werten zu tun hat.

Dazu kommen unsere Bedürfnisse und scheinbare Widersprüche, die sie darstellen. Wir sind hin- und hergerissen von unseren Wünschen nach Sicherheit und nach Freiheit, von Heimweh und Sehnsucht nach der Ferne, von Nähe und Distanz, von Egoismus und Altruismus, von Herz und Verstand, von kurzfristigem Glück und langfristigem.

Unter all diesen Voraussetzungen ist es eine Kunst, seinen eigenen Weg zu erkennen, eine Balance für sich selbst zu finden und genau das auszuwählen, was für einen persönlich das Richtige ist, was einem wahre Erfüllung und Frieden schenkt. Denn das Richtige ist für jeden Einzelnen von uns unterschiedlich. Jeder von uns ist ein Individuum mit seinem einzigartigen Körper samt Genen, Sinnesempfindungen, Intelligenz, Wahrnehmung, Emotionen und vielem anderem. Jeder verfügt über seine einzigartigen Erfahrungen, Wünsche, Werte, Träume, Vorlieben, Sehnsüchte, Grenzen, Gefühle und Reaktionen. Für jeden sieht Entwicklung deswegen anders aus, je nachdem, an welchem Punkt seiner Entwicklung jemand steht und wohin er sich bewegen möchte. Für jeden wird der innere Frieden durch eine Kombination aus verschiedenen Faktoren hervorgerufen und für jeden sieht ein genussvolles Leben anders aus.

Das Leben kann unerträglich schwer
sein oder spielend leicht,
je nachdem, wie wir es leben
— im Einklang mit uns selbst
oder in Verleugnung,
Angst und Zweifel.

Im Buddhismus heißt es: ‚Erkenne dich selbst'. Judentum, Islam und Christentum sagen: ‚Gott hat dir alles, was du brauchst, gegeben. Es liegt in deiner Verantwortung, etwas damit anzufangen.' Somit liegt es an uns, uns auf die Reise zu uns selbst zu begeben. Es liegt an uns, uns selbst zu vertrauen, uns selbst zu erkunden, unsere Talente zu erkennen und zu entfalten, die wie Schatztruhen in uns vergraben sind.

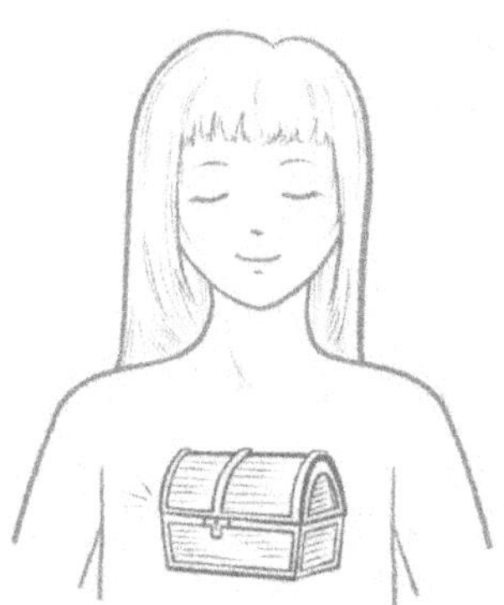

In der Psychologie werden bis zum heutigen Tag Persönlichkeitstypen unterschieden. Das meist verbreitete Modell, ‚-Big Five' stuft Menschen nach Eigenschaften wie Extraversion, Gewissenhaftigkeit, Offenheit, Verträglichkeit/Kooperationsfähigkeit und Neurotizismus/emotionale Stabilität ein.[2] Das sind einige von zahlreichen Merkmalen, in denen wir uns voneinander unterscheiden. Hinzu kommt, dass wir uns in unseren Stärken, Schwächen, Interessen, Wünschen, Träumen, Fähigkeiten und zahlreichen anderen Merkmalen voneinander unterscheiden.

Weil unsere Persönlichkeiten sich in vielen Kriterien voneinander unterscheiden können, ebenso wie unsere Visionen und Werte, werden Persönlichkeitstests z. B. beim Einstellen von neuem Personal gemacht, um zu erkennen, für welche Position sich der jeweilige Bewerber am besten eignet und ob er mit dem Unternehmen harmoniert. *Genauso gilt es für jeden Einzelnen von uns, sich im Leben zu erkennen und sich einzuordnen, um die richtigen Entscheidungen für sich treffen zu können,* die uns ein genussvolles, glückliches Leben bieten. Wir sollten uns erkennen, um inneren Frieden zu erlangen und um uns zu entwickeln, so wie es zum jeweiligen Zeitpunkt für uns am besten ist.

Die Qual der Wahl

oder das einfache Entscheidungstreffen

Von Kind auf haben wir die Wahl: Mit Puppen spielen oder mit Autos? Milch oder Saft? Anfreunden mit Maria oder Anna? Oder vielleicht mit beiden? Wir stehen täglich vor Tausenden von Entscheidungen. Mit zunehmendem Alter wachsen die Tragweite unserer Entscheidungen und ihre Konsequenzen. Unsere Unabhängigkeit steigt; wir meinen, unbeeinflusst entscheiden zu können. Dabei ist es uns schlichtweg nicht bewusst, welche Faktoren beim Treffen einer Entscheidung auf uns einwirken. Häufig sind die Entscheidungen, die wir treffen, nicht unsere eigenen, sondern die von den Menschen, die wir für kompetenter als uns selbst halten. Es sind die Entscheidungen derer, die sich das Recht nehmen, uns zu diktieren, was ‚das Richtige' ist, direkt oder indirekt, verbunden mit unserem Willen, uns die Entscheidungen diktieren zu lassen. Oft nehmen wir es nicht einmal wahr, wie jemand Entscheidungen für uns trifft, während wir meinen, selbst zu entscheiden. Wir zweifeln und vertrauen deswegen auf Menschen, die zu wissen scheinen, was die richtige Wahl ist. Wir fragen sie nach Rat oder orientieren uns an ihren Handlungen. Doch diese Entscheidungen sind meistens nicht die richtigen für uns. Sie machen uns auf Dauer unzufrieden. Sie bringen uns von uns selbst weg.

Jeder von uns ist anders. Jeder hat verschiedene Erfahrungen, Bedürfnisse, Vorlieben, Ängste, Blockaden und Empfindungen. Deshalb kann es nicht für alle nur das eine ‚Richtige' geben. Jetzt könntest du denken: ‚Aber jeder will einen guten Job, einen guten Partner, ein gutes Auto.' Ja, das stimmt. Für jeden ist aber ‚gut' anders definiert. Für jemanden ist ein Cabrio das Auto, das seinen Bedürfnissen am ehesten entspricht, für jemand anderen ein Jeep. Für jemanden ist ein kleines Holzhaus am Strand in Italien das Passende, für jemand anderen eine Wohnung im Zentrum New Yorks. Für jemanden ist Schreiben die liebste Beschäftigung, für jemand anderen das Bauen von Häusern. Jemandem bringt Malen Erfüllung, jemand anderem das Therapieren. Für manche ist es besser, in einer 17 m² Wohnung zu leben und das zu tun, was sie lieben, für andere ist es aber unvorstellbar, glücklich zu sein ohne einen Porsche. Deshalb solltest du bei deinen Entscheidungen auf dein Herz hören, denn kein anderer hat das gleiche Herz wie du. Andere Menschen können dir nur etwas aus der eigenen Perspektive raten, begründet mit eigenen Werten, Vorstellungen und Sichtweisen, die sich von deinen stark unterscheiden können. Deshalb solltest du bei deinen Entscheidungen auf deine Intuition hören, auf dein Herz, denn kein anderer hat das gleiche Herz wie du.

Intuition wird häufig mit dem Bauchgefühl oder der Stimme des Herzens, gleichgesetzt und in der Wissenschaft u. a. wie folgt definiert:

„Ein Urteil, das rasch in unserem Bewusstsein auftaucht, dessen tiefere Gründe uns nicht ganz bewusst sind und das stark genug ist, um danach zu handeln."[3]

Wir verarbeiten jede Minute ca. elf Millionen Sinneseindrücke, die in unserem Unbewussten abgespeichert werden.[4] Basierend darauf spricht unser Körper mit uns, in Form von Intuition oder einer inneren Stimme, die uns sagt, was für uns richtig und was falsch ist. Neben diesen Sinneseindrücken verfügt unser Körper u. a. über Informationen zu unserer DNA, unserem Immunsystem und unseren Persönlichkeitsmerkmalen, die ausschlaggebend sind für unsere Entscheidungen. Demzufolge irrt unser Gefühl weit seltener als unser Verstand.[5]

Um eigene Entscheidungen zu treffen, die uns erfüllen und glücklich machen, ist es unverzichtbar, sich die Zeit zu nehmen, sich selbst kennenzulernen, eigene Werte zu entdecken und sie von den anerzogenen zu unterscheiden. Neben den informativen, logischen Aspekten, wie Statistiken und Tendenzen, ist es notwendig, eigene Wünsche und Träume zu erkennen, uns Ziele zu setzen, die uns motivieren und in denen wir Sinn sehen, zu erkennen, was uns guttut, was uns mit neuer Energie auflädt und was uns Energie raubt, zu erkennen, welche Menschen uns dabei helfen, voranzukommen, und welche uns ausbremsen.

Es kann uns Angst einjagen, selbst unsere Entscheidungen zu treffen, denn – was ist, wenn es schiefläuft? Was, wenn unsere Entscheidungen uns zu Problemen führen? Ist es nicht einfacher, alles so zu machen, wie es schon immer gemacht wurde? So wird doch auch irgendwie die Verantwortung auf die Tradition oder auf die, die einem geraten haben, es so zu tun, übertragen, oder?

Auch wenn diese Illusion uns Sicherheit vermittelt, ist die Wahrheit ernüchternd – nur du alleine trägst die Verantwortung für deine Entscheidungen und für dein Leben, auch wenn du die Entscheidungen vom Nachbarn oder von deiner Mutter übernimmst. Auch wenn du das machst, was dir geraten wurde. Du bist derjenige, der die Entscheidung trifft, und nur du wirst mit den Konsequenzen leben.

Jede Entscheidung kann zu Problemen führen, auch wenn sie von Tante Anni kommt, die ein erfolgreiches Leben hatte und nur das Beste für dich will. Der einzige Unterschied ist, dass wenn du deinem Herzen folgst, die Probleme, die auf dem Weg auftauchen, viel einfacher für dich zu lösen sein werden, denn du weißt, wieso du etwas machst und hast den Antrieb und die Kraft, auch dann weiterzumachen, wenn es schwer wird. Folgst du deinem Herzen, bist du motiviert und mit Energie geladen, du erreichst häufiger den Zustand des Flows, hast das Gefühl, lebendig und erfüllt zu sein und in diesem Zustand ist keine Schwierigkeit unüberwindbar. Dir werden sich Türen öffnen, die dir Wege aufzeigen und Menschen bringen, die dich immer näher zu dir selbst und zu deinen Träumen und deiner Bestimmung führen werden.

Um in diesen Zustand zu gelangen, solltest du es lernen, auf dich selbst zu hören und einen Bezug zu deiner Intuition aufzubauen. Nimm deine Empfindungen wahr und lerne, sie richtig zu deuten. *Dein Körper kommuniziert ununterbrochen mit dir. Er hilft dir, zwischen Richtig und Falsch zu unterscheiden, deinem persönlichen Richtig und Falsch.*

Info

Der Entscheidungsprozess fordert uns heraus, denn er benötigt Energie zum Nachdenken. Die Entscheidung an sich erfordert Verantwortung für ihre Konsequenzen. So ermüdet uns das Entscheidungstreffen.[6] Und da wir Menschen im Umgang mit unseren Aufgaben häufig den Energiesparmodus präferieren, neigen wir dazu, Entscheidungen zu vermeiden und stattdessen anderen zu folgen. Das erspart uns Energie und Kraft.

Sich selbst erkennen

und die Rolle der Gefühle

Um die richtigen Entscheidungen zu treffen solltest du dich selbst gut kennen. Dazu gehört der Weg der Selbstfindung. Bei der Selbstfindung spielen unsere Gefühle eine entscheidende Rolle. Es sind die Zeichen unserer Intuition, unserer inneren Stimme. Sie spricht mit uns in Form von Gefühlen und Empfindungen. Und auch, wenn der Verstand und die Logik uns dabei helfen, im Leben voranzukommen, sind sie nur vollkommen im Zusammenspiel mit der Intuition.

Ich kann mich an eine Zeit erinnern, vor circa zehn Jahren, da war ich ganz weit davon entfernt, meine innere Stimme zu hören, meine Gefühle zu beachten und sie als Signale zu deuten. Ich habe daran gezweifelt, dass es die innere Stimme überhaupt gibt. Einige sagen ja, andere verneinen. ‚Und wenn es sie gibt, sollte ich wirklich auf sie hören?‘, fragte ich mich damals, ‚oder sollte ich lieber den Worten des Verstandes Glauben schenken?‘ Mit dem Verstand ist alles klar, logisch und nachvollziehbar. Die Entscheidungen sind kalkulierbar und einfach zu treffen. Ich hatte das Gefühl, die Kontrolle über mein Leben zu haben und über die Geschehnisse darin. Alles läuft nach einem Schema ab. Mit dem Verstand habe ich schon zahlreiche Aufgaben gut bewältigt. Ich habe ein ziemlich erfolgreiches Leben gemeistert, mit meinem Verstand zusammen.

Im Streben nach dem Optimum habe ich schon vieles erreicht – ein Abitur, ein erfolgreiches Studium, einen guten Job und Geld. Zudem hatte ich einen Freund, Familie, Freunde, alles war da.

Ich sollte glücklich sein. Wieso war ich nicht glücklich?

Ich habe mich sehr lange gefragt, was mit mir nicht stimmt und versucht, mir einzureden, dass ich glücklich bin, dass ich alles habe, was ich brauche und dass ich genau so weitermachen sollte, wie bisher, alles andere würde wirklich keinen Sinn machen. Alles fühlte sich jedoch robotisch, kalt und langweilig an. Aber was sind schon Gefühle? Sie bringen einen doch eh nur durcheinander, oder? Langweilig – na und, dafür sicher, sagte ich mir. Kalt und robotisch, dafür zuverlässig und bequem. Wir können nicht alles im Leben haben. Vielen geht es schlechter als mir, sie wären froh, das zu haben, was ich habe … und schließlich ist das Leben auch kein Wunschkonzert, ich sollte mich wirklich zusammenreißen.

Doch eines Tages hatte ich tatsächlich genug von dieser kalten Langweile. Nicht, dass ich das selbst bestimmt hätte. Nein, ich habe alle Gefühle schön unterdrückt, solange es ging. Aber jetzt konnte ich nicht anders als auf die Suche nach meiner inneren Stimme zu gehen. Ich war ausgelaugt. Und obwohl alles ‚gut' lief, fühlte ich mich ferner vom Leben denn je, ferner von mir selbst und von dem Gefühl, lebendig zu sein. Ich hatte alles, doch innerlich war ich am Sterben.

Was ist eine vorgeschriebene Zukunft? Eine Zukunft, die mich erstickte mit ihrer Sicherheit und Bestimmtheit, mit ihrer Berechnung und mit absolut keinem Platz für mich, für meine Werte, für meine Wünsche. Mit keinem Platz zum Leben. Mit dem ewigen Streben nach dem mir vorgegebenen Richtigen, das so falsch für mich war. Mein Inneres hat geschrien, lauter denn je. Und wenn ich bisher die Signale ignorieren konnte und weitermachen konnte wie bisher, ging es jetzt nicht mehr. Ich hatte keine Kraft mehr, so weiterzumachen wie bisher. Ich hatte keine andere Wahl mehr.

Die Tage begannen mit Tränen und vollkommener Machtlosigkeit. Ich hatte auf nichts Lust, denn mein Verstand würde es eh nicht gutheißen, etwas nur mit Lust zu begründen. Was ist Lust schon? Ihr zu folgen hat noch nie etwas Gutes bewirkt, nicht wahr? Es hat schon immer alles so funktioniert, ohne Lust. Was ist bloß los mit mir? Bin ich krank? Es fühlte sich an, als hätte meine innere Stimme nach langen Jahren des Kämpfens aufgegeben. ‚Super‘, dachte ich mir. Nun hat der Verstand freie Bahn und niemand stört mehr oder bringt Unklarheit in die Entscheidungen. Doch mit der inneren Stimme ging auch der Antrieb, überhaupt etwas zu machen. Außer Leere war nichts mehr da. Keine Kraft, keine Energie, keine Wünsche und auch keine Ahnung, was ich jetzt machen könnte.

Wie wird das überhaupt gemacht – der inneren Stimme folgen? Sind wir erst einmal in die Stricke der Vernunft verfangen, können wir da nicht so einfach wieder herauskommen. Ich war voller Zweifel und Ängste, denn die Vernunft mag die innere Stimme nicht, sie ist zu unlogisch für ihren Geschmack. Die innere Stimme trifft andere Entscheidungen als die Vernunft. Diese Entscheidungen sind oft ganz schön weit weg vom Optimum. Und wer will das schon – weit weg sein vom Optimum? Wollen wir nicht alle das Beste, das Größte, das optimale Preis-Leistungs-Verhältnis? Wäre dumm, wenn wir es nicht wollen würden, oder? Doch was lässt sich tun, wenn das Beste dich unglücklich macht und das Größte dich erschlägt? Was, wenn das optimale Preis-Leistungs-Verhältnis nicht das ist, was du wirklich willst und du gleichzeitig davon überzeugt bist, dass nur dies das Richtige sein kann? Eine Sackgasse, nicht wahr? Und genauso fühlte ich mich. Am Boden, ohne jegliche Möglichkeiten, in irgendeine Richtung zu gehen, außer zurück. Zurück? Wer geht schon zurück? Alle wollen vorwärtskommen, hörte ich sofort meinen Verstand erwidern. Zurück ist keine Option.

Doch was kann ich machen, wenn es der einzige mögliche Weg ist? Ich machte eine Weile lang nichts. Ich lag im Bett, unfähig irgendetwas zu machen, außer zu weinen und Angst davor zu haben, was denn mit mir nicht stimmte. Angst davor zu haben, was nun passieren würde und auch etwas Angst vor der Angst selbst. Was ist das für ein Anhäufen von Gefühlen, die nicht weggehen? So kenne ich das gar nicht …

Ich verstand nicht, dass das Weinen zu diesem Zeitpunkt das Beste für mich war. Ich habe bisher immer alle Gefühle unterdrückt, inklusive Trauer. Es war sehr viel Trauer da, die nicht gelebt und losgelassen wurde. Die Trauer an sich, über die Ereignisse in meinem Leben, wie das Zu-Ende-Gehen einer Beziehung, die Trauer über das Zu-Ende-Gehen von Freundschaften, die Trauer über das Unglück, das ich im Leben und der Welt beobachtete, die Trauer über die geplatzten Illusionen und über Enttäuschungen, die Trauer darüber, mein Leben zu leben und dabei meine Wünsche und Träume zu unterdrücken, darüber, nicht das zu machen, was ich wirklich machen will und die Trauer über das Vorbeiziehen meines Lebens, gefüllt mit logischen Entscheidungen, die das Maximum an Sicherheit boten und das Minimum an Leben.

Ich habe mir bisher jedes einzelne Ereignis logisch erklärt. Ich habe mir gesagt, dass es so zum Besten war oder dass es im Leben so passieren kann. Gleichzeitig habe ich mir gesagt: ‚Kein Grund zur Trauer, deswegen willst du doch nicht rumheulen. Das Leben geht weiter. Verschwende deine Zeit nicht mit rumheulen.' Doch jetzt gab es keinen anderen Weg, als diese Trauer rauszulassen, sie zu sehen, hinzuhören und zu erkennen, was sie sagt.

Nach einigen Tagen Weinen und im Bett liegen kam meine innere Stimme wieder langsam zum Leben.

Die schwere Schicht der Trauer löste sich auf und die innere Stimme bekam wieder Luft zum Atmen. Gleichzeitig fing sie an, mir Signale zu schicken, die sie mir mein Leben lang geschickt hat und die ich erfolgreich ignoriert habe. Sie waren sicher verschlossen, unter der Gewohnheit, alles anderen recht machen zu wollen, Erwartungen zu entsprechen, stets die sichere Variante zu wählen und unter dem konstanten Wunsch, bloß niemanden zu verärgern oder gar zu enttäuschen.

Ich wollte in die USA gehen und Tanzen lernen. Ich wollte Psychologie studieren und selbstständig werden. Ich wollte einen Freund, der nicht den Erwartungen meiner Eltern entsprach, sondern meinen eigenen. Ich wollte Freunde, die mich verstehen und sich nicht mit mir treffen, um über das Leben zu klagen und mit Ablenkungen den Kummer zu überspielen. Ich wollte Gleichgesinnte finden, mit denen ich mich austauschen kann und Mentoren, die mich inspirieren und motivieren. Ich wollte mir die Sachen kaufen, die mir gefallen und nicht die, die das beste Preis-Leistungs-Verhältnis hatten. Ich wollte Dinge machen, die mich mit Freude erfüllen und nicht die, die logisch sind. Hier war es – klar und verständlich, was ich wollte und für viele unbegreiflich, wieso das überhaupt ein Problem sein sollte.

Doch wenn eine Person ihr Leben lang dem Verstand gefolgt ist, vor allem Angst hatte, die Erwartungen anderer brav erfüllt hatte und ein gutes Mädchen war, voller Selbstzweifel, können diese einfachen Sachen vollkommen unrealistisch erscheinen. Mir erschien nichts weiter weg, als das, was ich wollte. Und gleichzeitig wusste ich, dass nur meinem Herzen zu folgen, mich glücklich machen würde ...

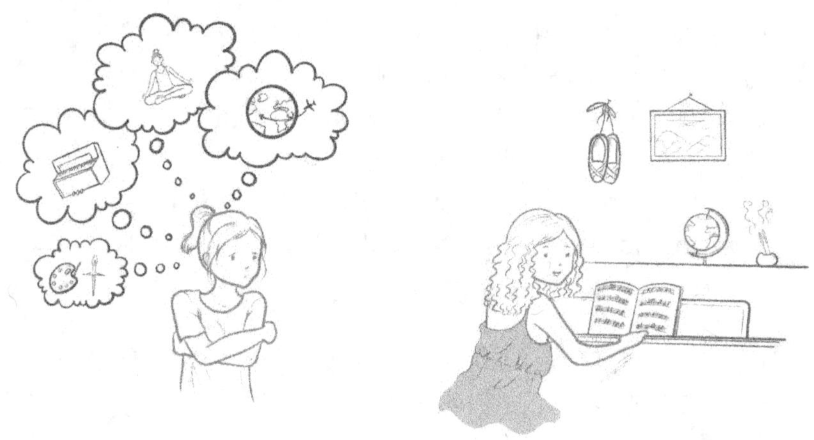

Der Verstand
kennt die Fakten,
die Intuition
kennt deine Herzensmelodie.
Zusammen sind sie
ein unschlagbares Team.

Info

Solltest du bei dir über einen längeren Zeitraum solche Zustände von Antriebslosigkeit, Trauer und Ängsten beobachten, ist es hilfreich, einen Psychologen oder Coach aufzusuchen, der dir dabei hilft, dich zu reflektieren, zu verstehen, was diese Zustände auslöst, und an ihnen zu arbeiten.

Gute Absichten, Ratschläge

und die Wahrheit dahinter

Hin- und hergerissen zwischen meinem guten alten Freund – dem Verstand und meiner langsam wieder zum Leben kommenden inneren Stimme, habe ich angefangen, mich mit meinen Nächsten darüber zu unterhalten, was ich glaube, mit mir los sei. Ich schilderte all meine Erkenntnisse, Gedanken und Empfindungen, worauf ich zu hören bekam, dass ich verrückt sei. Ich solle einfach zum Arzt gehen. Das kann jedem einmal passieren, eine Überlastung oder innere Unruhe zu verspüren. Ich solle aber auf keinen Fall meinen verrückten Einfällen nachgehen, das führe zu nichts Gutem.

Das kam von meinen Nächsten. Sie lieben mich und wollen nur das Beste für mich. Sie waren stets für mich da, wenn es mir nicht gut ging, und halfen mir, wenn etwas schief lief. Vielleicht sollte ich auf sie hören und wirklich einfach zum Arzt gehen. Es ist tatsächlich zu gefährlich, das alles zu machen, was ich will. Ich war noch nie alleine im Ausland, wie soll ich ein halbes Jahr lang in den USA, auf der anderen Seite der Welt, zurechtkommen? Was, wenn etwas passiert? Ich kenne da keinen. Und ja, vielleicht vergeht das Ganze wirklich bald. Wozu dieser unnötige Aufwand? Schließlich geht es mir wirklich nicht schlecht. Ich habe alles, was ich brauche. Wozu riskieren? Wer weiß, was mich da erwartet?

Was, wenn meine Beziehung zu Ende geht wegen der Entfernung? Oder wenn ich meine Zeit vergeude und es dann zu spät ist? Was, wenn ich das Studium, das ich machen will, nicht schaffe oder keinen Job finde? Was, wenn ich versage?

Es ist wirklich viel einfacher, zum Arzt zu gehen. Wer weiß, vielleicht ist es überhaupt nicht so, wie ich denke, und es wird mir auch nicht besser gehen, wenn ich diese Sachen mache. Und wäre es nicht logisch, sich erst einmal gut zu fühlen und dann diesen Wünschen nachzugehen? In diesem Zustand wird es wohl schwer möglich sein, so viele Veränderungen auf mich zu nehmen.

Und genau das war das Paradoxe. Es konnte mir nur besser gehen, wenn ich endlich anfangen würde, das zu machen, was ich will. Je länger ich wartete, desto schlechter würde es mir gehen. Und die guten Absichten mit den besten Wünschen und größter Fürsorge und Liebe waren nur Ängste und Erwartungen. Dieselben Ängste, die mich davon abhielten, genau das zu machen, was ich wollte. Angst vor dem Versagen, vor dem Unbekannten, vor den Problemen und Schwierigkeiten. Die Angst davor, jemanden zu enttäuschen, weil ich nicht das Leben lebte, was für mich ausgemalt wurde. Es waren die eingetrichterten Richtlinien und Normen, nach denen die Ratgebenden selbst lebten. Sie kannten selbst nichts anderes und waren davon überzeugt, dass es das einzig Wahre ist.

Eine entscheidende Erkenntnis, die sich mir an dieser Stelle offenbarte, war:

Gute Absichten bedeuten nicht guten Rat.

Rückblickend sehe ich auch zahlreiche andere Momente in meinem Leben, in denen ich Ratschläge bekam, oft ungefragt, von denen ich meine Entscheidungen abhängig machte. Diese Ratschläge kamen häufig von Menschen, die nicht nachvollziehen konnten, wovon ich rede. Es waren meist Personen, die sich selbst das nicht erlaubt haben, was ich mir erlauben wollte. Es war ganz klar, dass ihre Ratschläge mir im Weg stehen würden.

Zu dieser Zeit lernte ich, dass die besten Ratschläge nicht unbedingt von den nächsten Personen kommen müssen und dass Fremde einem viel mehr weiterhelfen können als die engste Verbündete. Damals fragte ich niemanden, der das erreicht hatte, was ich erreichen wollte, im Glauben, dass sie es mir sowieso nicht verraten werden. Wieso sollten sie? Ich stehe in keinerlei Beziehung zu ihnen. Wieso sollten sie mir helfen? Außerdem fühlte ich mich zu schäbig und zu klein, um andere zu fragen und um Hilfe und Rat zu bitten.

Zum Glück überwand ich diese Glaubenssätze mit der Zeit. Ich fing an, die Menschen zu fragen, die das erreicht hatten, was ich erreichen wollte, die so sind, wie ich sein wollte. Und ich bekam Antworten und lernte, ihnen zu vertrauen, auch wenn sie mich nicht kennen und auch wenn ich ihnen ‚egal' bin. Diese Antworten brachten mich weiter, in vielen Hinsichten. Ich änderte meine Glaubenssätze über ‚Fremde'. Ich erkannte mehr und mehr die Hilfsbereitschaft und Güte in Menschen. Die Welt erschien mir viel wärmer und heller. Ich erkannte eine Tendenz von Menschen, die selbst weit gekommen sind im Leben, anderen zu helfen. Sie machten es gerne, sie machten es ehrlich und sie machten es, ohne etwas im Gegenzug zu erwarten.

Mit der Zeit fingen andere auch an, mich um Rat zu bitten. Und als ich mich nun auf der anderen Seite befand, konnte ich sehen, dass es von dieser Seite überhaupt nicht schäbig aussieht und dass es mir ein Gefühl der Sinnhaftigkeit bringt, Rat zu geben und zu helfen, dass es mich erfüllt und glücklich macht zu sehen, wie andere erfüllt und glücklich werden.

Nimm die Ratschläge von denen an, die das erreicht haben, was du erreichen willst. Hinterfrage die Ratschläge, die ungefragt kommen, doppelt.

Oft sind Ratschläge, besonders die, die ungefragt kommen, ein Bedürfnis der Ratgebenden, ihre Autorität und ihr Recht zu spüren oder der Wunsch danach, Verbündete zu finden, die das Leben so leben, wie sie es tun. So fühlen sich die Ratgebenden stärker und bestätigt in ihren Ansichten. Deshalb ist besondere Vorsicht angesagt bei ungebetenen Ratschlägen.

Übung

Auf wen hörst du im Zweifelsfall?

Von wem tendierst du, Ratschläge anzunehmen?

Wozu führt das Befolgen dieser Ratschläge meist?

Leben diese Menschen so, wie du auch gerne leben willst?

Wie überprüfst du die Zuverlässigkeit der Informationen?

Was wahre Wünsche

mit sich bringen

Nach einigen Tagen des kraftlosen Verweilens zwischen den Varianten, zum Arzt zu gehen oder zu meinen Wünschen, mir selbst verbietend, das zu tun, verstand ich, dass es das Einzige ist, was ich tun kann. Ich erlaubte es mir, gezwungenermaßen nicht produktiv zu sein und nicht vorwärtszukommen, zumindest dachte ich das damals so. Ich entschied mich, zurückzugehen.

Und ich ging zurück ins Teenageralter, zum Zeitpunkt, als ich Tanzen lernen wollte und ich mir einreden ließ, dass es nichts für mich sei, weil ich zu unbeweglich wäre, es schon zu spät sei in meinem Alter damit anzufangen und es außerdem eine reine Zeitverschwendung sei zu tanzen. Ich lernte Tanzen ... *und ich spürte den Rhythmus des Lebens* ... ich unterrichtete Zumba, ich stellte Choreografien zusammen und ließ meiner Fantasie und meinem Körper freien Lauf ... *ich kreierte* ...

Und ging weiter zurück ins Teenageralter, als ich Klavierspielen lernen wollte, und ich lernte das Stück, das ich unendlich oft hören konnte und immer selbst spielen wollte. Ich überwand die Überzeugung, unmusikalisch zu sein und nie Klavierspielen zu können wegen meiner mangelhaften Noten im Fach Musik ... *und ich hörte die Melodie des Lebens* ...

Mit jedem einzelnen Schritt entwickelte ich mich weiter. Ich ließ Steine von meiner Seele fallen, in Form der Abwertung von mir selbst. Einen nach dem anderen. Ich verwandelte den Nichtglauben an mich in die feste Überzeugung, dass ich es schaffen werde.

Ich füllte mich mit neuer Lebensenergie auf. Ich verspürte zum ersten Mal in meinem Leben Erfüllung. Ich lernte es, Schritt für Schritt auf mich selbst zu hören, meine Wünsche zu erkennen und ihnen zu folgen. Und meine innere Stimme wurde immer klarer.

Ich fing an zu malen und lernte es, meine Emotionen in Farben auszudrücken. Ich verwandelte Zustände und Empfindungen in Kunstwerke und stellte aus ... *und mein Leben bekam Farbe ...*

Und ich wagte den Schritt, in die USA zu gehen, und ich spürte die Freiheit und die volle Verantwortung für mich selbst ... *und ich wurde erwachsen ...*

Und ich ging in meinem Teenageralter weiter und kam an die Zeit, in der ich von Psychologie begeistert war. Ich wechselte meinen Studiengang ... *und nichts fiel mir leichter, als das zu studieren, was Neugierde in mir erweckte ...*

Und ich ging weiter und gelangte an mein Interesse an der Weisheit und der Spiritualität und sog alle Informationen auf, die ich dazu finden konnte. Ich meditierte zehn Tage lang ohne jegliche Kommunikationssignale mit meinem Umfeld, in einem Vipassana-Camp. Ohne etwas zu lesen, zu schreiben oder zu tun. Ich unterhielt mich mit Lamas. Ich fand Antworten auf meine Fragen. Ich verstand mich selbst mehr und mehr ... *und ich lebte ...*

Ich ging nach Israel, zu den Ursprüngen der drei Weltreligionen, dem Judentum, dem Christentum und dem Islam. Ich unterhielt mich unzählige Male mit Rabbis, studierte in einer Midrasha und stellte meine Fragen an Missionare des christlichen Glaubens. Ich tauschte mich auch mit Menschen des muslimischen Glaubens aus... *und ich erkannte den Kern, der alle Glaubensrichtungen und uns als Menschen vereinigt ...*

Und ich ging weiter zurück, an meinen Wunsch, selbstständig zu sein und ich baute mir eine Selbstständigkeit auf *und ich ging darin auf …*

Ich erkannte mehr und mehr meine Wünsche auch in Kleinigkeiten wie Kleidung, Einrichtung und Umgebung … *und ich lernte mehr und mehr, auf diese Wünsche zu hören und mein Leben nach ihnen zu gestalten …*

Doch auf dem ganzen Weg und bei jedem einzelnen Schritt zu mir selbst begleiteten mich meine Weggefährten – Angst und Zweifel. Wohin nur ohne sie? Das schlechte Gewissen und Schuldgefühle waren auch meistens präsent. Denn was fällt mir eigentlich ein, meine Zeit dafür aufzuwenden, sinnlose Sachen zu machen, die mich nicht weiterbringen im Leben, wie Tanzen, während meine Eltern auf Enkelkinder warten? Und was fällt mir ein zu malen, wenn ich stattdessen in meiner Karriere weiterkommen oder Geld verdienen könnte? Ich studiere kognitive Wissenschaften, wie soll ich damit einen Job finden? Und wer braucht das eigentlich? Und wozu in die USA fahren, wenn ich hier studieren kann, in Sicherheit, nah an meiner Familie, falls etwas passieren sollte und ganz ohne Aufwand für das Auslandssemester. Was fällt mir ein, meine Zeit mit Spiritualität und Religion zu füllen, ist doch eh alles nur Schwachsinn, den sich die Menschen ausgedacht haben, um Geld zu verdienen. Und hätt' ich doch lieber meinen Ex geheiratet, hätte Kinder und alle wären glücklich und zufrieden.

Das waren nur einige Exemplare meiner Gedanken, die mich begleiteten auf meinem Weg zu mir selbst.

Doch was passierte denn nun eigentlich mit den Schwierigkeiten auf dem Weg und den Problemen, vor denen mich alle gewarnt haben und die mir Ängste einjagten?

Nun, die größte Schwierigkeit und das größte Problem war ich selbst. Ich ließ Ängste und Zweifel zu. Ich ließ mich verunsichern und hörte oft auf Menschen, die keine Ahnung hatten, aber dafür zahlreiche Ratschläge. Ich ließ Schuldgefühle zu und schlechtes Gewissen, ohne einen Grund dafür. Und ja, ich hatte auch Schwierigkeiten und Fehltritte, wie jeder andere auf seinem Weg. Ich lernte aus ihnen und entwickelte mich weiter. Es kamen immer wieder Menschen in mein Leben, die mich unterstützten, die mir Mut zusprachen und die mir bei jedem einzelnen Schritt halfen, den ich unternahm.

Waren es die gleichen Menschen, die mich umgaben, als ich den Weg zu mir aufnahm? Zum größten Teil nicht. Habe ich ‚Freunde' verloren – ja. Ist meine Beziehung zu Ende gegangen – ja. Habe ich Menschen gefunden, die mich wirklich verstehen, annehmen, wie ich bin, unterstützen und herausfordern – ja. Und ich bin für nichts so dankbar wie dafür.

Und hier lernte ich zwei bedeutende Lektionen:

Ängste und Zweifel
sind vollkommen normal.
Sobald wir aufhören,
uns gegen sie zu wehren,
und sie annehmen,
lassen sie nach.

Info

Unser Gehirn ist dazu da, uns vor Gefahren zu beschützen und unser Überleben zu sichern. Jede Veränderung und alles Neue ist eine potenzielle Gefahr für uns, da unser Gehirn es nicht kennt und nicht einschätzen kann. Deshalb ist es vollkommen normal, bei Neuanfängen das Gefühl der Angst zu verspüren.[7]

Immer wieder auf meinem Weg zu mir stieß ich außerdem auf meine Überzeugung, dafür verantwortlich zu sein, dass es anderen gut geht, um es mir selbst gut gehen zu lassen. Voller Schuldgefühle arbeitete ich auch daran. Es war für mich der längste Weg und es war ein Zwiespalt, ein Zwiespalt zwischen dem Ausgelaugt-Sein in meinen Mühen, anderen zu helfen und dem schlechten Gewissen, wenn ich es nicht tat. Beide Möglichkeiten sind nicht wirklich das, was ich gerne gehabt hätte. Doch wie soll es anders gehen?

Hier gibt es keinen anderen Weg, als zu verstehen, dass es die höchste Aufgabe im Leben ist, sich selbst glücklich zu machen und sein Leben zu genießen. Tun wir das, so sind wir das beste Vorbild für alle anderen, wir inspirieren sie dazu, das gleiche zu machen, und bieten ihnen somit die beste Hilfestellung. Gleichzeitig sammeln wir Kraft und Energie, um sie in bester Form zum Nutzen der anderen zu gebrauchen. Sich glücklich zu machen ist das Egoistischste und Selbstloseste zugleich. Psychologie und spirituelle Quellen sagen das, was zugleich zu den berühmtesten Stellen der Bibel gehört: *‚Liebe deinen Nächsten wie dich selbst.‘* *Was voraussetzt, sich selbst zu lieben.*

Löst jemand in dir Schuldgefühle aus,
weil du seinen Bitten
nicht nachgehen willst oder kannst,
so ist es eine Manipulation.

Übung

Was wolltest du schon immer einmal machen/ ausprobieren?

____

____

____

____

____

____

____

____

Wieso?

Bist du dafür verantwortlich?

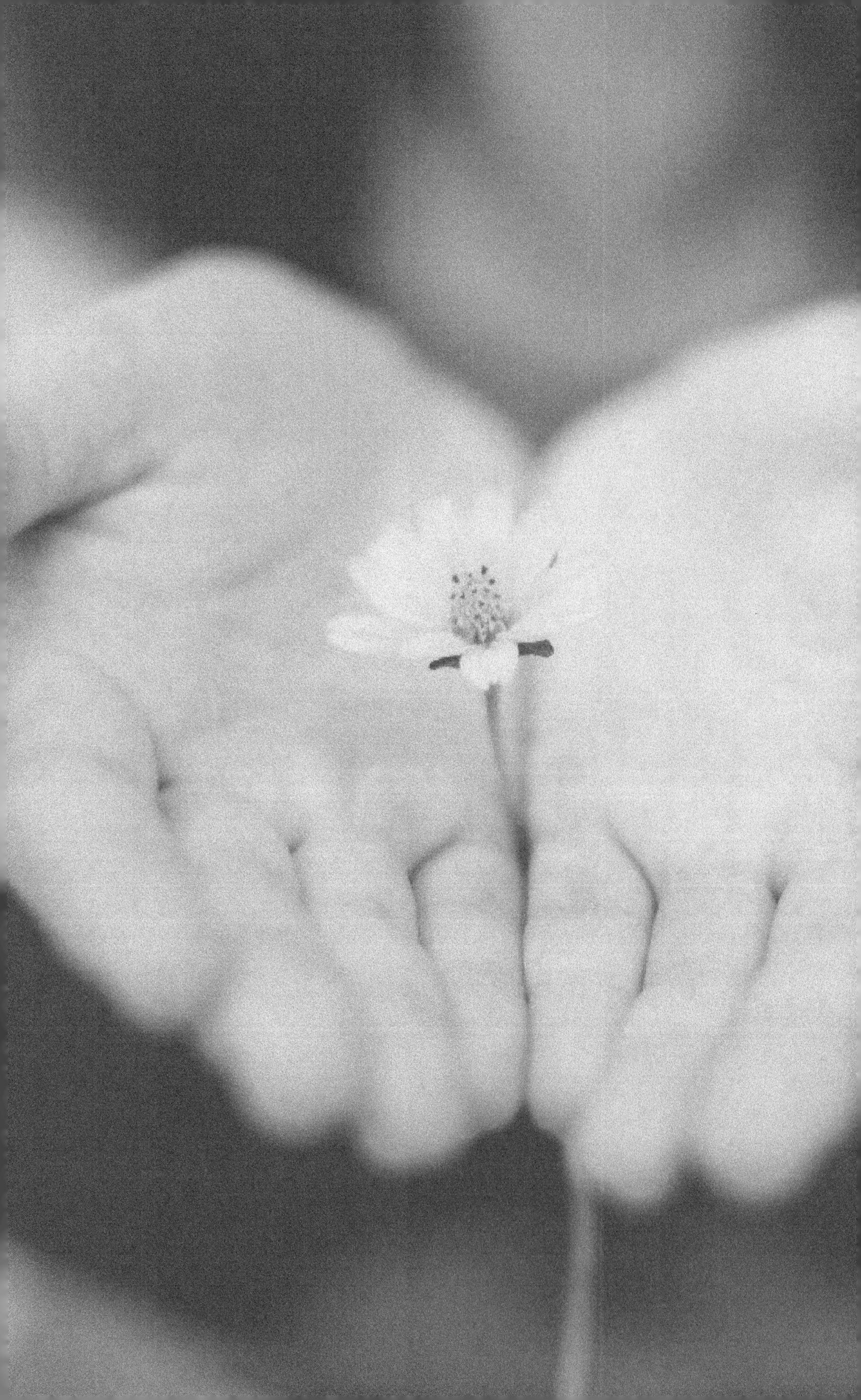

Über den Umgang mit sich selbst und der Welt ...

Liebe dich selbst

– was heißt das eigentlich?

Sich selbst lieben heißt, sich selbst glücklich zu machen. Sich selbst lieben heißt, sich mit seinen eigenen Wünschen, Träumen, Bedürfnissen, Vorlieben, Traumata, Stärken, Schwächen, Ängsten und allem, was sonst noch dazu gehört, auseinanderzusetzen. Sich selbst lieben heißt, lernen zu unterscheiden, wo Normen und Erwartungen in unsverankert, und wo unsere wirklichen Wünsche und Träume sind. Sich selbst lieben heißt, lernen zu erkennen, womit wir unser Leben füllen und das auszusortieren, was uns nicht guttut. Sich selbst lieben heißt, das in unser Leben zu bringen, was uns inspiriert, motiviert und aufleben lässt, das was uns bei unserer Entwicklung unterstützt. Sich selbst lieben heißt, lernen zu reflektieren, was wir denken, fühlen und wovon wir überzeugt sind, um uns besser zu verstehen und optimal entwickeln zu können.

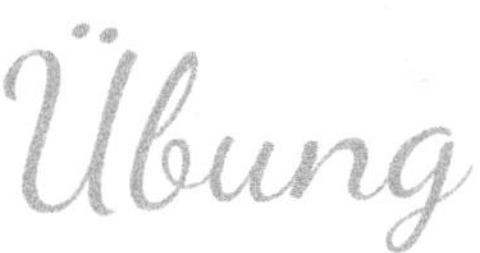

Welche Gefühle und inneren Zustände dominieren in deinem Leben?

____

____

 Über den Umgang mit sich selbst und der Welt

Was hält dich davon ab, deine Träume zu verwirklichen?

Was ruft in dir Bewunderung hervor?

- Welche Eigenschaften

____

____

____

____

____

____

- Welche Lebenseinstellung

____

____

____

____

____

____

- Welche Kenntnisse

- Welche Fähigkeiten

- Welche Erfolge

Was ruft in dir Neid hervor?

- Welche Eigenschaften

- Welche Lebenseinstellung

____

____

____

____

____

____

____

- Welche Kenntnisse

____

____

____

____

____

____

____

- Welche Fähigkeiten

- Welche Erfolge

Welche Aktivität könntest du immer wieder machen?

Was gehört zu deinen Stärken/Schwächen?

Stärken	Schwächen

Frage fünf Personen, denen du vertraust, nach
ihrer Einschätzung deiner Stärken, Schwächen, Talente, beson-
derer Fähigkeiten etc. (Oft unterscheidet sich die Sicht anderer
von deiner eigenen.)

1

4

 Über den Umgang mit sich selbst und der Welt

5

*Hast du dich selbst erkannt, so gilt es nun, dich selbst so
anzunehmen, wie du bist, samt all dem, was sich momentan in
deinem Leben befindet. Denn der nächste Schritt zu einem
erfüllten, glücklichen Leben ist Akzeptanz.*

Akzeptanz, Vergebung

und wie es sein sollte

Wenn du dich samt deiner Träume, Wünsche, Vorlieben, Ängste, Probleme, Schwächen, Stärken und allem anderen, was zu dir gehört, erkannt hast, gilt es nun, dich selbst zu akzeptieren. Akzeptieren heißt, dich selbst anzunehmen, so wie du bist, auch wenn dir nicht gefällt, was du erkannt hast, oder wenn dir der Weg zum Verwirklichen deiner Träume und Wünsche unmöglich scheint. Akzeptanz ist der erste Schritt in die Richtung deines Traumlebens. Es ist der erste Schritt in Richtung Erfüllung.

Akzeptanz bringt Zufriedenheit mit sich, sie löst innere Widerstände auf und stoppt unnötigen Energieverlust, den wir verspüren, wenn wir nicht annehmen, was wir in uns tragen, dadurch dass wir uns dagegen wehren, uns darüber ärgern und beschweren.

Akzeptieren wir uns selbst nicht so, wie wir sind, werden wir immer wieder Widerstände und Unruhen verspüren. Denn wenn wir uns nicht akzeptieren, verleugnen, verstecken und unterdrücken wir Teile von uns, die wir nicht annehmen. Und unterdrücken wir etwas, erzeugt es Gegendruck, denn es will ans Licht kommen, auf dem einen oder anderen Weg. Es will erkannt und angenommen werden. Wird es das nicht, so macht es sich bemerkbar in Form von unangenehmen Gefühlen, gesundheitlichen Problemen oder Unannehmlichkeiten im Leben. Wir wenden noch mehr Energie dafür auf, etwas zu verdrängen, was da ist.

Gleichzeitig machen wir uns damit unglücklich.
Nehmen wir uns selbst stattdessen genauso an, wie wir sind,

mit all unseren Schwächen, Ängsten, Vorlieben und Wünschen, so machen wir den ersten Schritt in Richtung innerer Erfüllung und in Richtung Selbstliebe, was uns zur Liebe und Akzeptanz anderer führt und zur Liebe des Universums.

Nehmen wir uns selbst so an, wie wir sind, bekommen wir außerdem mehr Lebensenergie und Kraft, denn wir verschwenden keine Energie mehr darauf, etwas zu unterdrücken, etwas zu verdrängen und zu verstecken. Diese Energie können wir dafür nutzen, unseren Träumen nachzugehen und Wege zu finden, unsere Wünsche zu erfüllen.

Du magst jetzt denken: ‚Wie soll ich mich annehmen mit all meinen Schwächen? Sie stören mich dabei, meine Träume zu erlangen.‘ Nun, sie stören dich nur, solange du nicht gelernt hast, mit ihnen effektiv umzugehen.

Ich las eines Tages eine inspirierende Geschichte, die sehr gut verdeutlicht, wie unsere Schwächen zu unseren Stärken werden können, wenn wir sie annehmen und trotz ihnen unseren Träumen nachgehen.

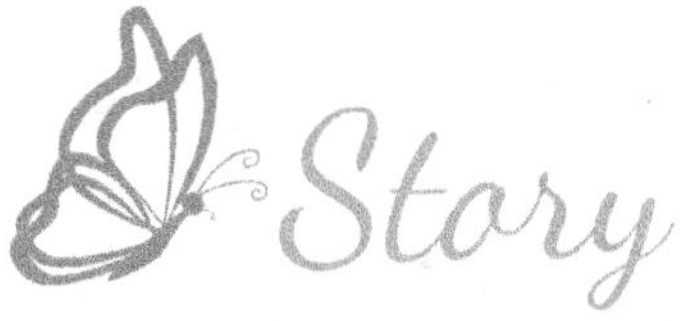

Story

Es war einmal ein Junge Namens Nick. Er kam auf die Welt mit nur einem Arm, dem rechten. Lange Jahre hatte er sich deswegen geschämt. Er wurde gehänselt in der Schule und hatte nicht einmal im Traum daran gedacht,

seinem größten Wunsch nachzugehen, einen Kampfsport
zu erlernen. Doch eines Tages entschloss er sich, tatsächlich bei einem Judomeister vorzusprechen, ohne große
Erwartungen. „Ich werde es nur für mich erlernen", dachte sich Nick, „Ein paar Griffe, die ich vielleicht, trotz meiner
Behinderung beherrschen kann ... ich muss ja nicht unbedingt bei einem Turnier auftreten."

Beim Judomeister angekommen, fing Nick an zu
trainieren. Er erlernte den ersten Griff und es bereitete ihm
enorm viel Freude, endlich seinem größten Wunsch nachzugehen, einen Kampfsport zu erlernen. Er gab sich besonders viel Mühe und erlernte einen Griff bis ins kleinste
Detail. Er perfektionierte ihn.

Nun, sagte der Meister, du bist bereit für dein erstes
Turnier.

„Turnier?", fragte Nick voller Überraschung und Zweifel.
„Wie soll ich zu einem Turnier, mit nur einem Arm?". „Du
bist bereit, mein Junge", erwiderte der Meister voller
Zuversicht. „Du wirst es toll machen", fügte er hinzu. Nick
gingen viele Gedanken durch den Kopf: „Ich werde mich
blamieren", „Ich werde fertiggemacht vor den Augen der
Zuschauer", „ich werden den Erwartungen des Meisters
nicht gerecht ... er wird mich nicht weitertrainieren
wollen"...

Ein Tag voller Zweifel verging und trotz seiner Ängste entschloss sich Nick, dem Rat des Meisters zu folgen. Er nahm
teil an seinem ersten Turnier ... und er gewann zu seiner
großen Überraschung seinen ersten Kampf.

Voller Freude rannte er zu seinem Meister. Er konnte es

wirklich nicht fassen und fragte den Meister: „Wie ist es möglich? Ich kann nur einen Griff und habe nur einen Arm. Wie konnte ich gewinnen?" Der Meister antwortete mit einem Lächeln im Gesicht: „Ich brachte dir einen der schwierigsten und effektivsten Griffe bei, den du perfekt beherrscht hast. Zudem ist die einzige Verteidigungsmöglichkeit deines Gegners für diesen Griff, deinen linken Arm zu fassen."[8]

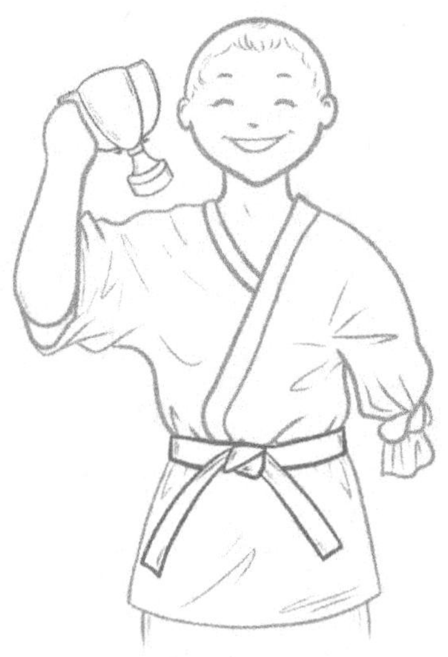

Lernen wir es uns selbst so anzunehmen, wie wir sind, so sind wir in der Lage aus unseren Schwächen Stärken zu machen. Wir werden unaufhaltbar. Gehen wir zudem unseren Träumen nach, entfachen sich zusätzliche Energien und Kräfte in uns, denn das ist unser Elixier, es ist das, was uns wirklich interessiert, was uns motiviert und auflädt.

Nick hätte auch die Möglichkeit gehabt, sich sein Leben lang über sein Schicksal zu beschweren. Er hätte eine Opferrolle einnehmen können, was für viele verständlich wäre. Damit hätte er sich zahlreiche Türen verschlossen, wie die Tür zum Judounterricht. Er hat aber die Wahl getroffen, das Beste aus seiner Lage zu machen und verwandelte auf seinem Weg seine Schwäche in seine Stärke.

So erging es übrigens zahlreichen Menschen, die berühmt geworden sind durch herausragende Leistungen, wie dem Erfinder der Glühbirne Thomas Edison, der zu Hause unterrichtet wurde, weil er von seiner Lehrerin als verwirrt eingestuft und vom Unterricht in der Schule verwiesen wurde oder dem weltberühmten Motivationsredner Nick Vujicic, der ohne Arme und Beine auf die Welt kam. Es liegt an uns, wie wir mit uns umgehen und wie wir damit umgehen, was unsere Schwäche zu sein scheint.

Diese Herangehensweise betrifft nicht nur das Annehmen unserer selbst und unserer Schwächen und Stärken, sondern auch das Annehmen unserer Gefühle, unserer Umgebung und all dessen, was in unserem Leben ist. Dinge so anzunehmen, wie sie sind, erleichtert uns. Durch das Annehmen lassen wir alle Erwartungen los und quälen uns nicht mehr mit der erlernten Vorstellung von dem, was sein sollte.

Die Welt, das Leben und unsere Mitmenschen sind nicht perfekt und müssen es auch nicht sein. Sie sind aber, so wie sie sind, wunderschön und wertvoll. Sie so anzunehmen, wie sie sind, gibt uns Kraft und Energie. Es gibt uns die Möglichkeit, sie zu genießen, von ihnen zu lernen und zu wachsen.

Wir können leicht zum Trugschluss gelangen, dass wenn wir etwas annehmen, wir damit einverstanden sind und es gutheißen, aber das stimmt nicht. Es heißt einfach nur, dass wir das, was ist, genauso sehen, wie es ist, und uns nicht dagegen wehren. Es heißt aber nicht, dass wir keine Handlungen unternehmen, um in Richtung des Erwünschten zu gehen.

Ärgern wir uns und meckern, so verschwenden wir Energie, ohne etwas zu ändern. Wenn wir aber stattdessen unsere Energie in die Lösungsfindung und in den Weg zur Lösung investieren, bringt es uns schon einen Schritt näher zum Erwünschten.

*Akzeptanz bringt uns neue Lebenskraft,
Zufriedenheit und Erfüllung.
Nicht meckern, sich nicht ärgern
und trotzdem in Richtung
des Erwünschten gehen.*

Auf meinem Weg zur Akzeptanz war mir stets ein Feind im Weg – sein Name war ‚So sollte es sein‘. Von klein auf wird uns erzählt, wie Dinge zu sein haben. Du sollst brav sein. Du sollst gut in der Schule sein. Du sollst freundlich sein. Du sollst anderen helfen. Du sollst keinem widersprechen. Du sollst lächeln, wenn du den Nachbarn siehst. Du sollst einen Uni-Abschluss haben. Du sollst effizient sein. Du sollst heiraten und Kinder bekommen.

Frauen sollten gut aussehen. Sie sollten gut kochen. Männer sollen stark sein, sie sollen die Frauen beschützen und viel Geld verdienen. Und diese Liste kann endlos weitergeführt werden, für dich, für Männer, für Frauen und auch für alle anderen und alles auf dieser Welt.

Unter der schweren Last dieser Erwartungen ist es fast unmöglich, noch Raum dafür zu finden, was wirklich ist und sich dessen zu erfreuen. Sich zu erlauben, auch einmal seine Grenzen zu verteidigen und nicht freundlich zu sein und den anderen zu helfen. Sich zu erlauben, wenig Geld zu verdienen und damit glücklich zu sein. Sich zu erlauben, dann zu heiraten, wenn man es will und nicht dann, wenn die Zeit dafür vorbestimmt ist.

In der ewigen Jagd nach dem, was sein sollte und den damit verbundenen Enttäuschungen, wenn es nicht so ist, vergessen wir, uns an dem zu erfreuen, was ist. Wir verlieren die Schönheit dessen, was uns umgibt, aus den Augen. Gleichzeitig nehmen wir das, was laut unserer Glaubenssätze sein sollte, als normal und selbstverständlich hin, wenn es eintrifft. Wir vergessen, es zu genießen, wenn es da ist und es wertzuschätzen. So schließen wir die Möglichkeiten aus, uns an etwas zu erfreuen und verbringen unsere Zeit mit dem Fokus auf dem, was nicht so ist, wie es sein sollte, im Leid und im ständigen Streben, es so zu gestalten, wie es nicht ist. Wir verleugnen und entwerten an uns und den anderen alles, was nicht dem entspricht, wie es laut unserer Vorstellung sein sollte. Wir versuchen, uns und die anderen ständig zu ändern, statt uns so hinzunehmen, wie wir wirklich sind und es zu genießen.

Keiner und nichts ist perfekt und alles ist so, wie es ist. Es befindet sich in seiner Entwicklung. Und es ist wunderschön, genauso wie es ist und wenn es an die Vorstellung, wie es sein sollte kommt und du selbst das auch so wünschst, aus deinem Herzen und nicht aus vorgegebenen Normen, so sollte es ein Grund für dich sein, dich zu erfreuen und dafür dankbar zu sein.

Akzeptanz heißt,
etwas so zu sehen
und anzunehmen,
wie es ist.
Es heißt es nicht
zu werten.

Ein ähnliches Prinzip gilt für Vergebung. Vergeben heißt nicht gutzuheißen, was passiert ist, es heißt, es anzunehmen und loszulassen, um Frieden zu schließen und somit auch den damit verbundenen Ärger und Frust loszulassen. Wir können die Illusion haben, dass wenn wir jemandem nicht vergeben, wir Stärke zeigen und den anderen gleichzeitig abwerten. Die Wahrheit ist jedoch, dass wenn wir jemandem nicht vergeben, wir uns ärgern über das, was jemand macht oder gemacht hat, „wir uns selbst Gift zufügen, in der Hoffnung, dass der andere stirbt".

Eine sehr einfache Einsicht auf meinem Weg hat mir sehr dabei geholfen, mir selbst und anderen zu vergeben. *Es war die Einsicht, dass jeder, inklusive mir, immer das Beste macht, was er kann, entsprechend seinen Möglichkeiten, seinem Wissen und seinen Fähigkeiten.* Zu denken: ,Ah, hätt' ich mich doch nur mehr angestrengt' oder ,Hätte er sich nur zusammengerissen', bringt uns nicht weiter. Es war, wie es war, und alles, was passiert ist, hat seinen Grund. Hätte ich mich mehr angestrengt, hätte ich vielleicht ein Burn-out oder hätte doch den Job behalten, der mich davon abhielt, selbstständig zu werden. Und hätte er sich zusammengerissen, wäre er vielleicht später noch viel stärker ausgeflippt usw. Alles passiert so, wie es hätte passieren sollen.

Manchmal schaffen wir etwas, weil uns jemand unterstützt, und manchmal schaffen wir es aus Trotz demgegenüber, der nicht an uns glaubt. Manchmal begreifen wir den Wert von etwas, wenn wir es verlieren. Manchmal gehen wir durch ein Tief zu einem Hoch, das anders nicht möglich wäre. Wir ärgern uns aber immer dann, wenn jemand oder etwas nicht unseren Vorstellungen und Erwartungen entspricht. Und wieso sollten sie? Das Leben kennt keine Fehler. Alles hat seinen Grund. Und wenn wir das begreifen, fällt es uns leicht, zu vergeben.

Ein Gedanke ließ mich aber nicht in Frieden. Ich verstand nicht, was damit passiert, wenn mir jemand schadet, ich der Person vergebe und dadurch gleichzeitig erlaube, mir weiter zu schaden. Nun, das muss auch nicht sein, denn vergeben heißt nicht, so weiterzumachen wie zuvor. Vergeben heißt annehmen, was war und es loslassen. Das heißt, für sich Schlüsse zu ziehen und zu verstehen, wieso es so passiert ist und zu schauen, wie dies in der Zukunft verhindert werden kann. Beispielsweise kannst du einer Person mitteilen, was dir unangenehm ist und sagen, was passieren wird, wenn sie so weitermacht. Du kannst dich z. B. von einer Person distanzieren, die dir Gewalt angetan hat oder sich respektlos dir gegenüber verhalten hat, sodass es nicht wieder passiert. Du kannst auch schauen, was du im eigenen Verhalten ändern kannst, um in der Zukunft zu verhindern, dass diese Situation wieder eintritt.

Vergeben heißt, etwas so anzunehmen,
wie es war und es loszulassen.
Es heißt nicht, es gutzuheißen,
und es heißt nicht,
so weiterzumachen wie bisher.

Ärger, Bedauern
und Widerstand
loszulassen heißt,
uns zu befreien
und uns zu stärken.

Übung

Schreibe alles auf, was du nicht akzeptieren kannst, und alles, wofür du nicht vergeben kannst. Schreibe auf, was passieren würde, wenn du es doch tätest.

Unakzeptables (wieso?)	Was wäre wenn ...

Unvergebbares (wieso?)	Was wäre wenn ...

 Über den Umgang mit sich selbst und der Welt

Erkenne,

was dir nicht guttut

Haben wir uns und alles, was unser Leben ausmacht, erkannt und akzeptiert, gilt es nun, es auszumisten. All das loszulassen, was uns belastet, uns Energie entzieht, uns blockiert und ausbremst auf dem Weg zu uns selbst, auf dem Weg zu unseren Zielen und Träumen.

Unsere Gefühle spielen eine entscheidende Rolle hierbei. Sie kommunizieren nonstop mit uns, sie zeigen uns, was gut für uns ist und was nicht. Auch wenn sie unangenehm sein können, sind Gefühle immer noch unsere besten Freunde. Oft wählen wir es aus, die unangenehmen Gefühle zu unterdrücken und uns von ihnen abzulenken, z. B. durch Partys, Shopping und sinnlose Gespräche. Wir entscheiden uns dazu sie zu benebeln durch Alkohol, Medikamente und Drogen, statt hinzuhören und zu verändern, was unannehmbar für uns ist. Häufig scheint es der einfachste Weg zu sein, nicht hinzuhören. Doch machen wir genauso weiter wie zuvor, kommen die Gefühle wieder und signalisieren uns immer stärker, dass es so nicht geht. Schenken wir ihnen weiterhin keine Beachtung, können sie sich bis hin zu psychischen und sogar physischen Krankheiten, Nervenzusammenbrüchen und Burn-outs entwickeln. Deshalb ist es äußerst bedeutsam, auf seine Gefühle zu hören, zu erkennen und zu verstehen, was die Gefühle uns sagen wollen, um dementsprechend handeln zu können. Nur so können wir die unangenehmen Empfindungen zu für uns angenehmen verändern.

Fühlen wir uns z. B. bedrückt, so zeigt uns unser Gefühl, dass wir etwas unterdrücken. Es kann sein, dass wir Gefühle unterdrücken, von denen wir überwältigt sind, statt sie anzunehmen und zu verarbeiten. Es kann sein, dass wir unsere Träume unterdrücken, weil wir gelernt haben, nicht an sie zu glauben. Es kann sein, dass wir unsere Wünsche unterdrücken, weil wir es gelernt haben, dass wir das nicht brauchen, oder dass es unbedeutend ist usw.

Unsere innere Einstellung, unsere Gedanken und Vorstellungen haben einen großen Einfluss auf unsere Gefühle. Da es am Anfang etwas kompliziert sein kann, seine Innenwelt zu reflektieren, habe ich eine Aufgabe für dich erstellt, die sich auf zwei wichtige Aspekte deines Lebens bezieht – deine Aktivitäten und deine Beziehungen. Die Aktivitäten stellen einen entscheidenden Aspekt unseres Lebens dar, weil wir die meiste Zeit unseres Tages mit etwas beschäftigt sind. Somit sind wir ca. 16 Stunden am Tag (in der Zeit in der wir wach sind) mit irgendeiner Art Aktivität ausgelastet. Es ist wichtig zu wissen, wie sich die einzelnen Aktivitäten auf uns auswirken, welche von ihnen uns guttun und welche nicht. So können wir unseren Alltag und unser Leben danach ausrichten. Wir können besser steuern, wie wir uns fühlen.

Der zweite zentrale Aspekt in unserem Leben sind unsere Beziehungen. Menschen spielen eine entscheidende Rolle in unserem Leben. Sie können uns stark beeinflussen, sowohl positiv als auch negativ. Wir nehmen vieles von den Menschen in unserer Umgebung auf. Wir übernehmen sowohl die Denkweisen als auch die Einstellungen voneinander. Wir übernehmen Gewohnheiten, innere Zustände und vieles mehr. Je mehr Zeit wir mit jemandem verbringen, desto mehr übernehmen wir von ihm. Das Mädchen, das den Slang seiner neuen Freunde übernimmt. Das Paar, das nicht nur dieselben Essgewohnheiten hat, sondern auch dieselbe Gestik und Mimik. Der Hund und der Hundebesitzer, die sich irgendwie immer mehr ähneln. Wir passen uns einander an, meist unbewusst, ob wir es wollen oder nicht. Deshalb sollten wir auch ganz genau darauf achten, mit wem wir uns umgeben (wollen).

Übung

Eine wirkungsvolle Aufgabe, um deine Reflexion zu steigern, ist es, aufzuschreiben, was du machst (ggf. mit wem) und wie du dich dabei fühlst, am besten im Zwei-Stunden-Takt:

Montag

Uhrzeit	Was mache ich?	Mit wem?	Wie fühle ich mich?
08.00			
10.00			
12.00			
14.00			
16.00			
18.00			
20.00			
22.00			
00.00			

 Über den Umgang mit sich selbst und der Welt

Dienstag

Uhrzeit	Was mache ich?	Mit wem?	Wie fühle ich mich?
08.00			
10.00			
12.00			
14.00			
16.00			
18.00			
20.00			
22.00			
00.00			

Mittwoch

Uhrzeit	Was mache ich?	Mit wem?	Wie fühle ich mich?
08.00			
10.00			
12.00			
14.00			
16.00			
18.00			
20.00			
22.00			
00.00			

Donnerstag

Uhrzeit	Was mache ich?	Mit wem?	Wie fühle ich mich?
08.00			
10.00			
12.00			
14.00			
16.00			
18.00			
20.00			
22.00			
00.00			

Freitag

Uhrzeit	Was mache ich?	Mit wem?	Wie fühle ich mich?
08.00			
10.00			
12.00			
14.00			
16.00			
18.00			
20.00			
22.00			
00.00			

 Über den Umgang mit sich selbst und der Welt

Samstag

Uhrzeit	Was mache ich?	Mit wem?	Wie fühle ich mich?
08.00			
10.00			
12.00			
14.00			
16.00			
18.00			
20.00			
22.00			
00.00			

Sonntag

Uhrzeit	Was mache ich?	Mit wem?	Wie fühle ich mich?
08.00			
10.00			
12.00			
14.00			
16.00			
18.00			
20.00			
22.00			
00.00			

Montag

Uhrzeit	Was mache ich?	Mit wem?	Wie fühle ich mich?
08.00			
10.00			
12.00			
14.00			
16.00			
18.00			
20.00			
22.00			
00.00			

Dienstag

Uhrzeit	Was mache ich?	Mit wem?	Wie fühle ich mich?
08.00			
10.00			
12.00			
14.00			
16.00			
18.00			
20.00			
22.00			
00.00			

 Über den Umgang mit sich selbst und der Welt

Mittwoch

Uhrzeit	Was mache ich?	Mit wem?	Wie fühle ich mich?
08.00			
10.00			
12.00			
14.00			
16.00			
18.00			
20.00			
22.00			
00.00			

Donnerstag

Uhrzeit	Was mache ich?	Mit wem?	Wie fühle ich mich?
08.00			
10.00			
12.00			
14.00			
16.00			
18.00			
20.00			
22.00			
00.00			

Freitag

Uhrzeit	Was mache ich?	Mit wem?	Wie fühle ich mich?
08.00			
10.00			
12.00			
14.00			
16.00			
18.00			
20.00			
22.00			
00.00			

Samstag

Uhrzeit	Was mache ich?	Mit wem?	Wie fühle ich mich?
08.00			
10.00			
12.00			
14.00			
16.00			
18.00			
20.00			
22.00			
00.00			

Sonntag

Uhrzeit	Was mache ich?	Mit wem?	Wie fühle ich mich?
08.00			
10.00			
12.00			
14.00			
16.00			
18.00			
20.00			
22.00			
00.00			

Montag

Uhrzeit	Was mache ich?	Mit wem?	Wie fühle ich mich?
08.00			
10.00			
12.00			
14.00			
16.00			
18.00			
20.00			
22.00			
00.00			

 Über den Umgang mit sich selbst und der Welt

Dienstag

Uhrzeit	Was mache ich?	Mit wem?	Wie fühle ich mich?
08.00			
10.00			
12.00			
14.00			
16.00			
18.00			
20.00			
22.00			
00.00			

Mittwoch

Uhrzeit	Was mache ich?	Mit wem?	Wie fühle ich mich?
08.00			
10.00			
12.00			
14.00			
16.00			
18.00			
20.00			
22.00			
00.00			

 Über den Umgang mit sich selbst und der Welt

Donnerstag

Uhrzeit	Was mache ich?	Mit wem?	Wie fühle ich mich?
08.00			
10.00			
12.00			
14.00			
16.00			
18.00			
20.00			
22.00			
00.00			

Freitag

Uhrzeit	Was mache ich?	Mit wem?	Wie fühle ich mich?
08.00			
10.00			
12.00			
14.00			
16.00			
18.00			
20.00			
22.00			
00.00			

 Über den Umgang mit sich selbst und der Welt

Samstag

Uhrzeit	Was mache ich?	Mit wem?	Wie fühle ich mich?
08.00			
10.00			
12.00			
14.00			
16.00			
18.00			
20.00			
22.00			
00.00			

Sonntag

Uhrzeit	Was mache ich?	Mit wem?	Wie fühle ich mich?
08.00			
10.00			
12.00			
14.00			
16.00			
18.00			
20.00			
22.00			
00.00			

 Über den Umgang mit sich selbst und der Welt

Als ich an dieser Stelle angelangt war, habe ich vieles aus meinem Leben aussortiert. Gleichzeitig habe ich viel experimentiert. Ich probierte verschiedene Sachen aus und beobachtete meine Reaktion darauf, meine Empfindungen und meine Emotionen. Ich beobachtete auch, wie sich die Dinge auf meinen Energielevel auswirkten. So konnte ich beobachten, dass ich mich beispielsweise ausgelaugt und träge nach einer Aktivität gefühlt habe, nach einer anderen habe ich mich aber lebendig und putzmunter gefühlt, trotz körperlicher oder geistiger Anstrengung. Es gab Themen, über die ich nie genug erfahren konnte und andere, die mich müde machten und langweilten schon nach fünf Minuten.

Ich baute immer mehr von den Aktivitäten in meinen Alltag ein, die mich mit Energie aufluden. Gerade, wenn ich mich total müde und ausgelaugt fühlte, gab ich mir den Ruck, mich mit diesen Aktivitäten zu beschäftigen, auch wenn ich das Gefühl hatte, wirklich keine Kraft mehr für irgendetwas zu haben. Ich beobachtete auch Gegenstände und ihre Wirkung auf mich in meiner Wohnung, bei meiner Arbeit, in Geschäften, an der Uni. Ich merkte mehr und mehr, was mit mir resonierte und mir guttat und auch, was mir Energie entzog und auf Widerstand stieß. Ich richtete nach und nach meine Wohnung danach ein. Ich erlaubte es mir, die nützlichen, teuren Gegenstände zu entsorgen, die keine Freude in mir auslösten und die Gegenstände zu kaufen, die das Gegenteil taten. So wurde ich die wetterfesten Lederstiefel los, die ich anzog, weil es kalt war und nicht, weil ich mich darin gut fühlte. Ich wurde auch die Diamantenohrringe los, die mir geschenkt wurden und rumlagen, weil es ein Geschenk war. Ich verkaufte den Fernseher in meiner Wohnung, der rumstand, weil jeder nun einmal einen Fernseher in der Wohnung hat. Und ich entsorgte viele andere Gegenstände, die ich nicht nutzte oder die mir keine Freude brachten. Meine Wohnung füllte sich mit Raum für Neues. Gleichzeitig gab sie mir das Gefühl leichter und freier zu sein. Ich erlaubte es mir mehr und mehr, mir Dinge zu gönnen und nicht nur das beste Preis-Leistungs-Verhältnis zu wählen. Ich machte es mir zur Gewohnheit, die besten Gegenstände nicht für später aufzubewahren, sondern für mich hier und jetzt zu benutzen, es zu genießen und mich damit wohlzufühlen, ohne besorgt darüber zu sein, dass ich sie beschädige, verliere oder zu einem späteren Zeitpunkt in meinem Leben vielleicht besser gebrauchen könnte.

Ich beobachtete auch Menschen und ihre Wirkung auf mich. Erstaunlich viele entzogen mir Energie. Ich verstand vorerst nicht wieso. Es waren mir nahestehende Personen. Wieso ist das so? fragte ich mich damals. Es war mir wirklich ein Rätsel. Mit der Zeit verstand ich, was passierte. Ich verstand, dass ich mein Leben mit Erwartungen anderer füllte, dass ich nach Normen und Standards lebte, die meine Werte und Wünsche keinesfalls widerspiegelten. Alles, was mir von Bedeutung war, hatte keinen Platz in meinem Leben. Ich erfüllte eine Funktion und alle waren ‚zufrieden‘. Ich schreibe ‚zufrieden‘ in Anführungszeichen, weil sie es eigentlich nie waren. Sie lebten genauso wie ich ihr Leben nach den Normen und Standards von anderen.

Ein interessantes Phänomen, was ich in dieser Zeit auch bemerkt habe bei einigen Menschen, die mich umgaben: *Je mehr ich für sie mache, desto mehr wollen sie von mir und desto undankbarer werden sie.* Wie das Sprichwort so schön sagt: Gibst du jemandem den kleinen Finger, schon will er die ganze Hand. Es ist wahr!

Menschen verfügen über zwei Eigenschaften – sie gewöhnen sich an alles und sie streben immer nach mehr. Sobald du den Erwartungen anderer nachgehst (ohne es selbst zu wollen), werden sie sich daran gewöhnen und immer mehr fordern. Auch wenn du alles gibst, werden sie unzufrieden sein. Wenn du stattdessen Bitten abschlägst und nur gelegentlich etwas für eine Person machst, (wenn es dir nicht schadet und du es selbst machen willst) wird die Person es zu schätzen wissen und dankbar sein. Ein zentraler Grundsatz, den ich hier gelernt habe: *Erwarte nichts von anderen und fühle dich nicht schuldig, den Erwartungen anderer nicht gerecht zu werden, solange ihr nichts unter euch vereinbart habt, womit BEIDE Seiten einverstanden sind. Du bist niemandem etwas schuldig. Fühlst du dich schuldig oder hast ein schlechtes Gewissen, wenn du den Bitten und Erwartungen anderer nicht nachgehst, so sind es Manipulationen, die sogenannten Schuldfallen.*

Wie, du gehst nicht ans Telefon und willst mir nicht berichten, wie dein Tag war, mit wem du was gemacht hast und wieso? Ich mache mir Sorgen. Wie, du willst nicht Tante Anni besuchen, wenn du nach Hamburg fährst, sie wäre sehr enttäuscht darüber. Wie, du willst nicht studieren und Anwalt werden? Das haben wir schon seit Langem so ausgemacht! Wie, du willst nicht die Firma deines Vaters übernehmen? So war es schon seit deiner Geburt geplant!

Oft erzeugen solche Aussagen in uns Schuldgefühle oder ein schlechtes Gewissen, besonders wenn uns diese Gefühle aus der Kindheit bekannt sind. Sie bringen uns dazu, das zu machen, was wir eigentlich nicht machen wollen. Manchmal sind es Kleinigkeiten, wie ein Anruf, manchmal Entscheidungen, die unser Leben im großen Maße beeinflussen, wie das Studium. Wir gehen Erwartungen nach, weil wir ‚gute Menschen‘ sein wollen, aus Angst davor, jemanden zu enttäuschen oder eigene Entscheidungen zu treffen. Wir vergessen dabei oft uns selbst. Wir sagen ‚ja‘ zu jemandem und gleichzeitig ‚nein‘ zu uns. Wir geben unsere Kraft,

Zeit und Energie für etwas, das uns von uns selbst entfernt und uns ermüdet. Wir übernehmen Normen, die jemand für sich und für uns aufgestellt hat. Die Norm aber sollten wir selbst für uns bestimmen und wir sollten hier äußerst gut auf unseren Körper hören. Er sendet uns immer Signale. Lerne auf diese Signale zu hören, um deine persönliche Norm zu erkennen, sie von der dir anerzogenen Norm zu unterscheiden und zu leben.

*Es ist vollkommen in Ordnung,
Normen und Erwartungen
nicht zu entsprechen.*

So lernte ich es, Zeit für das zu finden, was mich mit Energie auflud. Ich füllte immer mehr Zeit mit den Aktivitäten, Menschen und Gegenständen die mir guttaten. Zahlreiche Aktivitäten hatten auf den ersten Blick keinen Sinn oder keinen Zweck. Ich malte, las, schrieb, tanzte, reiste, probierte neue Rezepte aus, dekorierte meine Wohnung neu, machte lange Spaziergänge …

Diese Aktivitäten brachten mich nicht voran in meiner Karriere und halfen keinem weiter. Früher hätte ich mir nicht erlaubt, meine Zeit damit zu vergeuden, aber jede von diesen Aktivitäten erfüllte einen enorm bedeutenden Zweck in meinem Leben, sie brachte mich dem Gefühl näher, lebendig zu sein. Und was hat eine größere Bedeutung als das?

In dieser Zeit lernte ich etwas äußerst Grundlegendes für mein Leben: *Wie wir uns fühlen liegt in unseren Händen. Wir haben nicht nur die Wahl, womit wir unser Leben füllen, sondern auch, wie wir auf die Geschehnisse in unserem Leben reagieren* und hier liegt eine sehr große Freiheit. Egal was in unserem Leben passiert, wir haben die Wahl, wie wir darauf reagieren. Es liegt an uns, ob wir einen Fehltritt als Versagen ansehen oder als eine Lektion, aus der wir lernen können. Es liegt an uns, ob wir uns an erfolgen erfreuen oder bedauern, dass wir es schon nicht früher geschafft haben. Es liegt an uns, ob wir die Bitten und Erwartungen anderer über unsere Bedürfnisse stellen oder das Leben leben, was unseren Werten und Vorstellungen entspricht.

Es liegt an uns, ob wir uns schuldig fühlen, wenn wir den Erwartungen anderer nicht entsprechen oder es nicht tun. Wir entscheiden, ob wir uns respektlos behandeln lassen oder nicht. Und wir entscheiden, womit wir jeden Tag unseres Lebens füllen, jede Stunde und jede Minute. Ob wir sie mit Aktivitäten füllen, die wir lieben, mit Zielen, die uns unserem Traumleben näher bringen, mit ausreichend Schlaf, mit frischen, hochwertigen, leckeren Mahlzeiten, mit einer Umgebung, in der wir uns wohlfühlen, mit Gesprächen, die uns inspirieren und entwickeln, mit Menschen, die uns guttun, mit Gedanken der Zuversicht und Freude, mit angenehmen Gefühlen und innerem Frieden oder ob wir uns mit Ängsten füllen, mit Erwartungen, Normen, Reue, Ärger, innerem Widerstand, ungeliebten Aktivitäten, Unruhe, Alkohol, eskalierenden Partys, schnellen Snacks, Shopping, Fernsehen und gemeinsamem Meckern über das Ganze mit unseren Freunden.

All das hängt zusammen. Das eine bringt das andere mit sich. Es ist ausreichend, mit etwas zu beginnen, um sich auf die andere Seite zu begeben. Somit geben wir uns Kraft, um uns anschließend um den nächsten Schritt zu kümmern. Bis wir ganz bei uns angekommen sind.

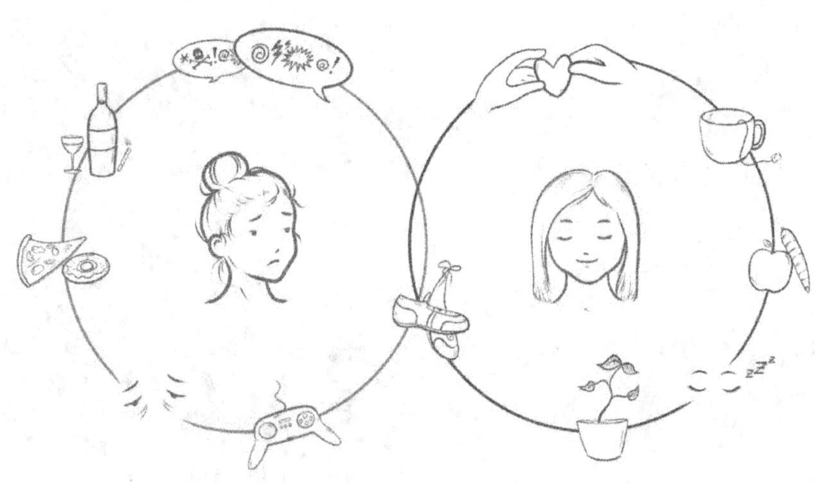
*@!@
@!
zzz

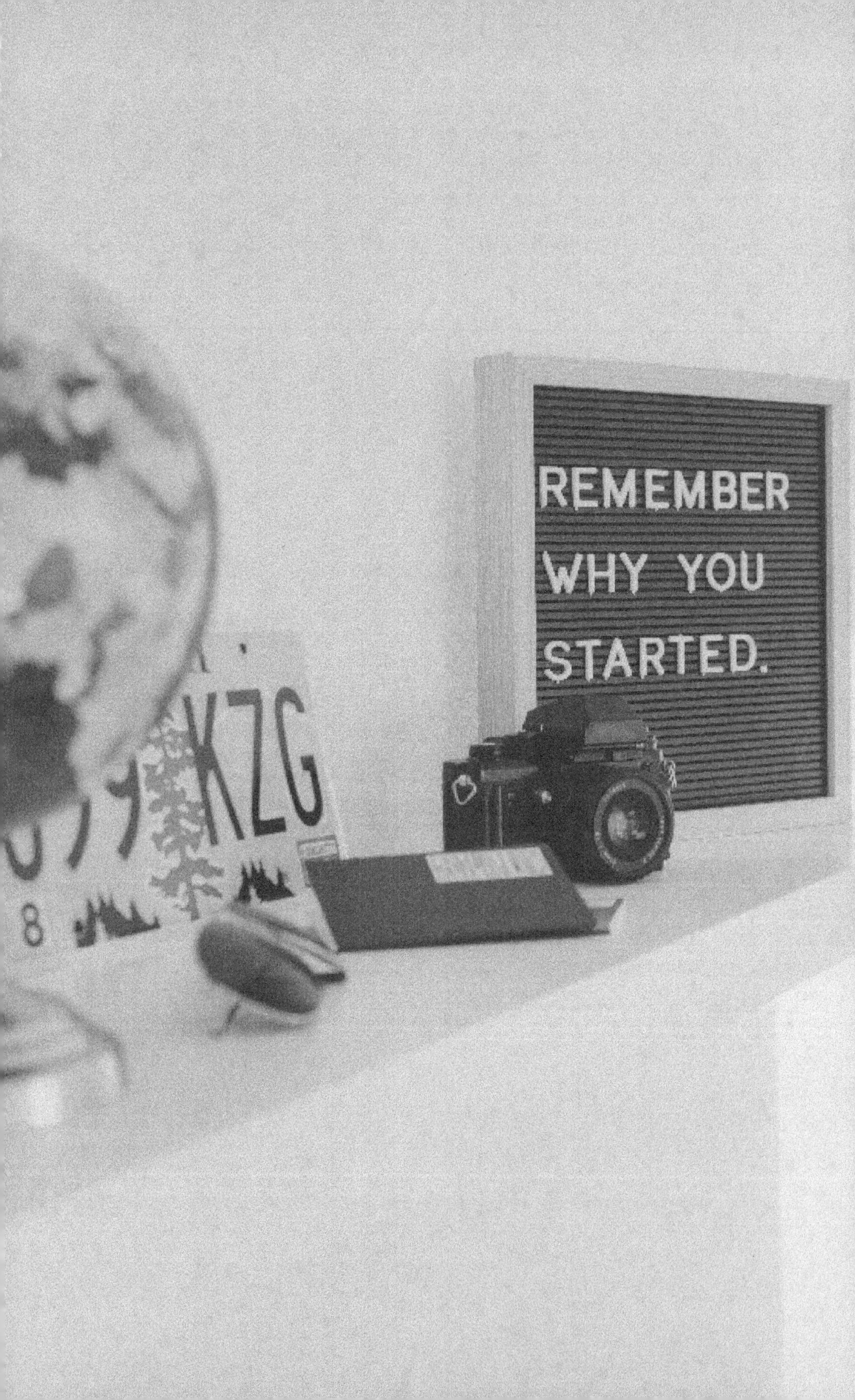

REMEMBER
WHY YOU
STARTED.

Über das, was uns antreibt …

Die Motivation
oder warum du
das machst, was du machst

Warum machst du die Sachen, die du machst? Eine grundlegende Frage, die sich jeder stellen sollte, bevor er etwas anfängt. Doch wie oft tun wir es nicht? Wir gehen Bitten nach, ohne es zu wollen, gehen Erwartungen nach, ohne es zu merken und machen unsere Arbeit, weil es sein muss. Wir essen, duschen und gehen schlafen, um am nächsten Tag das Ganze von vorne zu beginnen. Natürlich fühlen wir uns dabei unmotiviert und ausgelaugt. Niemand will leben, um zu überleben. Wir Menschen streben nach sinnvollen Tätigkeiten, nach Entwicklung, nach Fortschritt, Glück und Frieden. Für jeden sieht Glück dabei unterschiedlich aus und bei jedem wird das Gefühl des Friedens durch verschiedene Gegebenheiten ausgelöst. Sinn sieht ebenfalls für jeden anders aus. Es ist ein Weg der Selbsterkenntnis, der dazugehört, um für sich die Frage beantworten zu können, was das Glück für einen bedeutet.

In jedem von uns brennt von Geburt an ein Feuer und wie das Feuer jeder Kerze leuchtet es und strahlt, wenn wir unserer Bestimmung nachgehen, wenn wir uns verwirklichen und entwickeln. Das Feuer jeden Einzelnen von uns ist verschieden und einzigartig. Es liegt an dir, dein Feuer zu beschützen und es durch das Leben zu tragen, ohne dass es erlischt.

Übung

Stelle dir vor, du müsstest den Planeten Erde
verlassen und hättest nur noch eine begrenzte Zeit hier zur Verfügung. Schreibe auf, was du machen würdest, für den jeweiligen Zeitraum und WIESO du es machen würdest.

Du hast noch auf dem Planeten Erde:

20 Jahre

Zehn Jahre

Fünf Jahre

Drei Jahre

Zwei Jahre

Ein Jahr

Eine Woche

Fange an mit der Umsetzung.

Basierend auf dieser Übung, schreibe auf, was für dich persönlich sinnvoll ist im Leben.

Ich erinnere mich an die Zeit, die ich in einem ungeliebten Studium verbrachte. Ich wollte morgens nicht aus dem Bett steigen und war energielos, als der Tag erst anfing. Ich zwang mich zu allen Verpflichtungen und ging abends zu Bett, meist mit einem Gefühl der Unruhe, um am nächsten Tag das Ganze zu wiederholen. Doch, in dieser Zeit gab es Momente des Lichts, als ich mir Zeit nahm, mich mit dem zu beschäftigen, was mich wirklich interessierte. Als ich Workshops besuchte zu Themen, die mich begeisterten, als ich Bücher las, die meine Neugierde weckten. Ich kann mich ganz genau an diese Zeiten erinnern, wenn ich nach einem langen, ermüdenden Tag völlig ausgelaugt zu Hause saß und ein Buch las, das sich wie ein heller Sonnenstrahl in meinem Geist und meiner Brust ausdehnte, der mir neue Energie schenkte. Und ich kann mich an alle Gespräche erinnern mit den Menschen, die mich verstanden und sich mit mir austauschten zu den Themen, die mich begeisterten. Die Menschen, die meine Gedanken nachvollzogen und weiterführten, die mich weiterbrachten. Diese Menschen waren damals Ausnahmen in meinem Leben.

Doch je mehr ich mich mit den Themen beschäftigte, desto mehr Gleichgesinnte fand ich. Klarheit und Sicherheit nahmen immer mehr Platz in meinem Geist ein und in meinem Leben, was wiederum mehr von dem in mein Leben brachte, was ich liebte, was ich wollte und was mich erfüllte.

Hast du erkannt, was du willst, was dich erfüllt, inspiriert und motiviert, so hast du ein Motiv für dich entdeckt, ein Ziel, einen erstrebenswerten Zustand, den du nun verfolgen kannst. Hier liegt die Kraft der Motivation. Es ist das, wofür dein Herz schlägt und was dir Energie gibt. Nur wenn du dir die Frage beantworten kannst, wieso es bedeutsam für dich persönlich ist, in deinem Leben, dann hast du auch die Motivation, es zu tun.

Übrigens, der Grund erfüllt und voller Enthusiasmus zu sein, ist sehr wohl ein Grund! Einer der bedeutendsten im Leben.

Achtung! Hier können einige Gefahren der Verwechslung und der Pseudo-Wünsche lauern.

Pseudo-Wünsche

Pseudo-Wunsch Nr. 1: Etwas zu wollen wegen des Nebenprodukts, das es erzeugt.

Ein Beispiel könnte sein, Sänger werden zu wollen, weil Sänger beliebt sind, viel Geld und Aufmerksamkeit bekommen. Was steckt hinter diesem Wunsch? Was ist die Motivation? Wollen wir singen, um berühmt zu sein? Wollen wir berühmt sein, um Aufmerksamkeit zu bekommen? Wollen wir Aufmerksamkeit bekommen, um uns bedeutsam zu fühlen? Oder wollen wir um des Singens willen singen?

Wollen wir etwas um des Nebenproduktes willen, in diesem Fall um des Geldes oder des Ruhms willen, wird es uns nicht langfristig erfüllen und glücklich machen. Es wird ein endloses Streben nach mehr sein.

*Hinterfrage immer die Wünsche,
die du hast, und entscheide dich
nach Möglichkeit für die,
die du ihretwegen wählst.*

Wir Menschen sind soziale Wesen und für uns ist es zentral, Beziehungen zu haben. Früher waren Beziehungen sogar überlebensnotwendig. Und Enttäuschungen bedeuten potenzielle Gefahren für Beziehungen, denn sie führen oft zu Konflikten und Auseinandersetzungen. Sie können Beziehungen zerstören. Deshalb ist es für uns ein natürlicher Wunsch oder sogar ein Instinkt, niemanden enttäuschen zu wollen. Gleichzeitig wollen wir, dass es unseren Liebsten gut geht. Enttäuschen wir sie, rufen wir negative Gefühle in ihnen hervor, was wir nicht wollen.

Es ist interessant zu erkennen, was das Wort ‚Enttäuschung‘ beinhaltet. Das Wort besteht aus zwei Teilen – ‚Ent-täuschung‘, was so viel heißt, wie eine Täuschung aufzudecken. Jemand hat etwas gedacht, was nicht wahr ist. Er hat illusioniert. Es kann für eine Weile unangenehm sein, die Wahrheit zu sehen, doch es ist nun einmal die Wahrheit. Das Verleugnen der Wahrheit führt zu weiterem Illusionieren.

Es kann sehr schwer sein, die eigenen Wünsche von den Wünschen der anderen und von Erwartungen und Normen abzugrenzen. Genauso ist es mit Werten. Haben wir es geschafft und gehen unseren eigenen Wünschen und Werten nach, enttäuschen wir gleichzeitig diejenigen, die sich unsere Entscheidungen anders vorgestellt haben und wir stoßen auf Nichtakzeptanz derjenigen, die sich keine andere Wahrheit vorstellen können als die eigene.

Wenn du keinen enttäuschen willst, wirst du immer eine Person verleugnen – dich.

Pseudo-Wunsch Nr. 3: ‚Das haben alle oder machen alle so‘.

Ist die Tradition die beste Lösung? Weil es schon immer so gemacht wurde? Und wenn alle etwas haben, sollte ich es auch haben wollen?

Ein Leben, in dem du nicht weißt, was du willst, sondern dich danach richtest, was schon immer gemacht wurde und was die anderen machen und haben, ist oftmals ein Leben voller Verleugnung. Der Verleugnung seiner selbst, seiner Wünsche, seiner Träume, seiner Werte. Und ein Leben in Verleugnung bedeutet ein Leben fern von sich selbst. Hier geht es um das Existieren und Überleben, was bei Weitem nicht die beste Wahl bedeutet. Vor einiger Zeit hörte ich auch dazu eine äußerst interessante Geschichte:

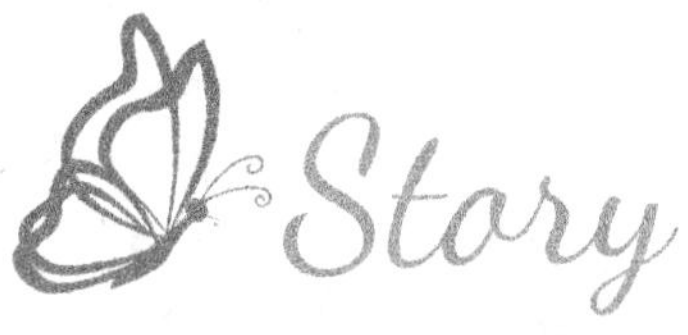
Story

Eines Tages beobachtete Lili ihre Mutter beim Kochen eines Hähnchens. Sie schaute zu, wie ihre Mutter das Hähnchen reinigte und ihm die Keulen und Flügel abtrennte, bevor sie es in den Topf zum Kochen legte.

Lili konnte nicht nachvollziehen, wieso ihre Mutter das Hähnchen nicht ganz in den Topf legte. Schließlich sind die Keulen auch essbar und die Flügel schmeckten ihr am besten.

So fragte sie ihre Mutter, wieso sie das tat. Worauf diese erwiderte, dass es eben so gemacht wird. Es wurde schon immer so gemacht. Lili konnte es immer noch nicht verstehen. Sie fragte weiter und wollte wissen, wo denn ihre Mutter gelernt hatte, das so zu machen. Sie sagte, das habe sie bei ihrer Mutter so gelernt. Also rief Lili die Oma an und bekam dieselbe Antwort wie von der Mutter. Sie rief auch ihre Uroma an, zum Glück hatte diese es nicht von ihrer Mutter gelernt und konnte Lili erklären, wieso sie die Schenkel und die Flügel vor dem Kochen abtrennte – ihr Topf sei nicht groß genug, um das ganze Hänchen am Stück zu kochen.

Und so passiert es oft im Leben, wenn wir etwas übernehmen, ohne es zu hinterfragen – es ist für uns sinnlos.

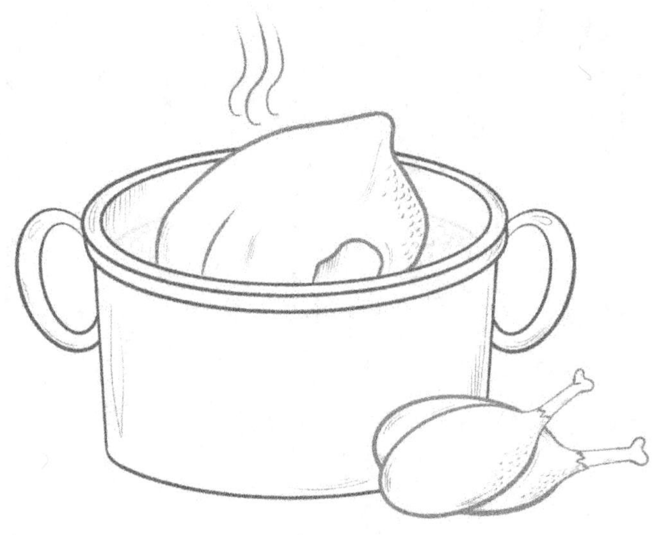

Frage dich öfters einmal,
wieso du machst, was du machst,
und wieso du es genau
auf diese Art und Weise machst.

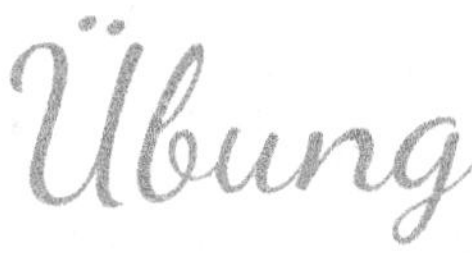

Schreibe auf, was du täglich, wöchentlich, monatlich und jährlich tust und warum:

Aktivität	Motivation (warum)
Täglich	

Aktivität	Motivation (warum)
Wöchentlich	

 Über das, was uns antreibt

Aktivität	Motivation (warum)
Monatlich	
Monatlich	

Aktivität	Motivation (warum)
Jährlich	

Unsere Glaubenssätze motivieren uns oftmals, das zu machen, was wir machen. Das, was wir machen, formt wiederrum unsere Gewohnheiten und unser Leben. Es macht uns zu dem, was wir sind. Deshalb ist es wichtig seine Gewohnheiten und Glaubenssätze zu erkennen.

Gewohnheiten

und Glaubenssätze

Unsere Gewohnheiten und Glaubenssätze sind tief in uns verankert, sie begleiten uns täglich und beeinflussen unser Leben in großem Ausmaß. Die meisten von uns sind sich dessen jedoch nicht bewusst, genauso wie der Wirkung der Gewohnheiten und der Glaubenssätze auf ihren Alltag, ihren Erfolg, ihre Miseren, ihre Beziehungen und zahlreiche weitere Faktoren in ihrem Leben.

Gewohnheit ist ein durch häufige Wiederholungen erlerntes Verhalten oder eine Haltung, die automatisch abläuft. Etwa 30–50 % unserer Handlungen und Reaktionen geschehen automatisch. Das heißt, wir führen diese Handlungen aus Gewohnheit aus, ohne über sie und ihren Ablauf nachdenken zu müssen. Die Morgenroutine, das Zähneputzen, das Benutzen oder Nichtbenutzen von Zahnseide, das Rauchen, das Sich-Ärgern über das schlechte Wetter, das Schalten der Gänge im Auto, all das sind Gewohnheiten, die automatisch geschehen. Wir haben bestimmte Essgewohnheiten, Schlafgewohnheiten etc.

Machen wir etwas automatisch, erfordert es wenig Konzentration und Energie. Währenddessen können wir über bedeutendere Sachverhalte nachdenken, die unsere Aufmerksamkeit und logisches Denken erfordern, wie z. B. das Planen unseres Tages oder das Hören eines Audiobuches.

Manche Gewohnheiten sind uns behilflich und führen uns zum Erfolg und Glück, andere hingegen schaden uns und hindern uns daran, das zu erreichen, was wir erreichen wollen. Das Ändern von Gewohnheiten erfordert eine Anstrengung.

Je nachdem, wie tiefsitzend eine Gewohnheit ist, erfordert es mehr oder weniger Anstrengung und Zeit, sie zu ändern.

Unsere Gewohnheiten basieren zumeist auf Glaubenssätzen, die genau das bestätigen oder für richtig erachten, was wir tun. Sie entstehen durch ein positives Feedback, durch eine Belohnung aus der Umgebung. So können wir davon überzeugt sein, dass es richtig ist (kein) Fleisch zu essen, (keine) Zahnseide zu benutzen, Aufgaben schnell zu erledigen oder langsam etc. Irgendwann haben wir gelernt, dass es gut sein soll, es so zu machen.

Edward Lee Thorndike erforschte schon im Jahr 1898 das Reiz-Reaktions-Modell, das die Grundlage für die Annahme legte, dass das menschliche Verhalten formbar ist. Damit prägte er das Konzept der instrumentellen Konditionierung. Basierend darauf erklärte Burrhus Frederic Skinner, dass das menschliche Verhalten durch Belohnung und Bestrafung geformt werden kann. Dies können wir sehr gut bei Erziehungsmaßnahmen von Kindern beobachten. Ein Beispiel könnte sein, dass ein Kind immer, wenn es gute Noten hat, seiner Lieblingsaktivität nachgehen darf oder etwas bekommt, was es sich lange gewünscht hat. Somit bildet das Kind die Assoziation von guten Noten und Vergnügen oder die Assoziation von Anstrengung und Vergnügen. So wird das Kind motiviert, sich anzustrengen und gute Noten zu bekommen. Es entsteht der Glaubenssatz, dass auf eine Anstrengung eine Belohnung folgt und eine Gewohnheit, sich beim Erledigen einer Aufgabe anzustrengen.

Das gleiche gilt ebenso für andere Verhaltensweisen, Gewohnheiten und Glaubenssätze. So kann jemand den Glaubenssatz haben, dass es gut sei, Erwartungen nachzugehen und seine Wünsche zu ignorieren. Wenn ein Kind z. B. immer dann belohnt wurde, wenn es den Erwartungen der Eltern nachgegangen ist, oder bestraft wurde, wenn es sich gegensätzlich verhalten hat und seinen eigenen Wünschen nachging. So entwickelt es eine Gewohnheit, eigene Wünsche zu unterdrücken und Erwartungen nachzugehen und einen Glaubenssatz, immer dann, wenn es seinen Wünschen nachgeht, bestraft zu werden. Das ist ein gutes Beispiel für einen Glaubenssatz, der uns auf dem Weg zu uns selbst Probleme bereiten kann.

Die Neuroplastizität unseres Gehirns beweist, dass unser Gehirn formbar ist, genauso wie unser Verhalten, in jedem Lebensalter. Das bedeutet für uns, dass wir unsere Gewohnheiten und unsere Glaubenssätze verändern können, wenn wir merken, dass sie uns im Weg stehen, egal, in welchem Lebensabschnitt wir uns befinden. Im Durchschnitt dauert es 21 Tage, um sich eine neue Gewohnheit aufzubauen und sie zu automatisieren. Das heißt, dass wir uns ca. 21 Tage anstrengen müssen, bis wir automatisch ein erwünschtes Verhalten an den Tag legen, ohne viel darüber nachdenken zu müssen. So gewöhnt sich unser Körper an das, was uns zu Beginn schwerfallen kann, wie Sport zu treiben oder sich gesund zu ernähren. Unser Körper entwickelt nach einiger Zeit zudem ein natürliches Verlangen nach der neuen Verhaltensweise und hilft uns dabei, die neue, uns nützliche Gewohnheit beizubehalten.

Beim Aufbauen neuer Gewohnheiten ist es sehr hilfreich, die neue Gewohnheit mit einer Belohnung zu verbinden. So lernt unser Gehirn viel schneller. Es motiviert uns weiter an unserem Ziel zu arbeiten. Zum Beispiel könntest du immer nach dem Sporttreiben deine Lieblingsserie anschauen oder ausgehen und etwas Leckeres (und Gesundes) essen.

Schädliche Gewohnheiten bringen uns oft eine Belohnung (etwas, das uns guttut). Deshalb kann es sehr schwer sein, diese Gewohnheit aufzugeben. Es ist deutlich einfacher, sie zu ersetzen, durch etwas, das uns eine ähnliche Belohnung ermöglicht. Nehmen wir an, die schädliche Gewohnheit des Rauchens bringt dir die Belohnung der Entspannung. So ist es sehr schwer für dich das Rauchen aufzugeben, weil du dich evtl. nur so entspannen kannst. Findest du einen anderen Weg, dich zu entspannen, z. B. durch einen angenehmen, achtsamen Spaziergang oder durch eine Unterhaltung mit einer Freundin, so fällt es dir einfacher, das Rauchen aufzugeben.

Im Durchschnitt dauert es 21 Tage, um sich eine neue Gewohnheit aufzubauen und sie zu automatisieren.[9] Neuroplastizität ist eine Eigenschaft des Gehirns, sich zu verändern. Sie ergibt sich unter anderem durch das regelmäßige Ausüben einer neuen Aktivität oder Fertigkeit. Somit wird ersichtlich, dass das Verändern des Verhaltens sich sogar auf der physischen Ebene bemerkbar macht.[10]

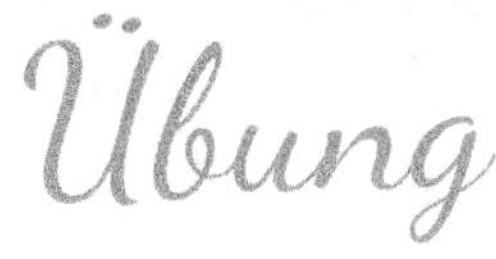

Übung

Schreibe auf, welche nützlichen und unnützen Gewohnheiten du hast und durch welche nützlichen Gewohnheiten du die unnützen ersetzen kannst und wie:

Unnütze Gewohnheiten	Ersatz

Über das, was uns antreibt

Mit welchen Belohnungen könntest du den Aufbau von neuen
Gewohnheiten verknüpfen?

Gut für sich sorgen

Wie können wir uns selbst unterstützen? Für viele ist es unbegreiflich, doch es ist tatsächlich viel leichter als du denken magst. Wenn du etwas willst sorge dafür, dass es erfüllt wird. Wenn du etwas vorhast, glaube selbst an dich und deine Fähigkeiten. Wenn du etwas brauchst, höre auf deine Bedürfnisse und sorge dich darum, dass sie erfüllt werden. Teile es den anderen mit und suche nach Wegen, um das wahr zu machen, was du dir wünschst. Warte nicht bis jemand kommt und sich darum sorgt. Warte nicht bis jemand deine Gedanken liest. Auch wenn es sehr romantisch wäre, das Warten wird dich in den meisten Fällen nicht zum Erwünschten führen. Teilst du stattdessen deinen Mitmenschen klar und deutlich deine Wünsche mit, erhöhst du die Wahrscheinlichkeit sehr, dass sie erfüllt werden. Die Wünsche sollten auf keinen Fall als Erwartung ausgedrückt und mitgeteilt werden. Es ist lediglich ein Wunsch und keiner ist dazu verpflichtet, ihn dir zu erfüllen. Es liegt in deiner Verantwortung, den Weg zu seiner Erfüllung zu finden. Unternehme Handlungen, finde Kompromisse und erkunde Möglichkeiten, die dich zu dem führen, was du dir wünschst.

Wenn du dich schlecht fühlst, muntere dich auf, z. B. mit deinem Lieblingsessen oder deinem Lieblingsfilm. Unterstütze dich innerlich. Spreche dir selbst gut zu. Frage dich nicht, was stimmt nur nicht mit mir, sondern frage dich: ‚Wieso fühle ich mich nicht so gut heute? Was kann ich tun, um das zu ändern? Was genau fühle ich? Was würde mir jetzt zu einer besseren
Stimmung verhelfen?

Wenn du keine Kraft hast, lade dich mit neuen Energien auf. Wenn du eine interessante, verrückte Idee hast, glaube an sie. Wenn du etwas willst, gönne es dir. Sei achtsam mit dir selbst und werde selbst zu deinem Lieblingsmensch.

Übung

Finde Wege dich mit Energie aufzuladen.

Schreibe fünf Aktivitäten auf, die dich mit Energie aufladen (falls du keine fünf kennst, experimentiere, bis du sie gefunden hast, denn ohne Energie kannst du nichts schaffen):

____

____

____

____

____

____

____

Schreibe fünf Menschen auf, die dich mit Energie aufladen
(durch Interaktion mit diesen Menschen blühst du auf, du
kommst auf interessante Ideen, du fühlst dich besser, ausgegli-
chener, gelassener, glücklicher. Falls dir keine fünf Menschen
einfallen, sorge für neue, qualitative Bekanntschaften oder finde
online z. B. Podcasts oder Vlogs, die dich aufladen, denn Menschen sind sehr wichtige Quellen für Energie, Inspiration
und Motivation):

____

____

____

____

____

____

____

____

____

____

____

Das beste Mittel, auf eine faire Art und Weise etwas von anderen zu bekommen, ist es, sich selbst das zu geben, was du willst. Willst du Blumen, kaufe sie dir selbst und den anderen, willst du Geschenke, mache sie dir selbst und anderen, willst du Respekt, behandele dich selbst und deine Mitmenschen mit Respekt. Willst du Komplimente, schaue in den Spiegel und sage dir selbst, wie hübsch du dich findest, nimm es an und glaube diesen Worten. Willst du, dass jemand dich unterhält, finde selbst eine spannende Aktivität für dich. Lerne dich kennen und erfülle dir deine Bedürfnisse selbst und andere werden sich anschließen. Andere werden es sehen und es dir nachmachen wollen. Sie werden sehen, dass da eine Person ist, die gerne Komplimente annimmt und sich darüber freut. Sie werden erkennen, dass da eine Person ist, die an sich und an ihre Visionen glaubt und werden auch daran glauben. Sie werden erkennen, dass da jemand ist, der sich nur mit Respekt behandeln lässt und nicht anders können, als es dir gleichzutun.

Es ist viel angenehmer, jemandem ein Kompliment zu machen, der es annimmt und sich darüber freut, als jemandem, der es abwertet mit einem Satz wie „Ach was, ich sehe total schrecklich aus heute" und sich dabei unwohl fühlt. Es ist viel angenehmer, einer Person Geschenke zu machen, die es wertschätzt und deswegen glücklich ist, als einer Person, die darüber meckert, dass die Blumen nicht ihrer Lieblingsfarbe entsprechen oder sich unwohl oder schuldig fühlt beim Annehmen eines Geschenks und sagt „Oh, das war doch wirklich nicht nötig!", „Das kann ich doch nicht annehmen!".

Egal wie oft dir jemand sagt, wie hübsch du bist, du wirst es nie annehmen und darüber erfreut sein, solange du es selbst nicht glaubst. Genauso kannst du so viele Geschenke erhalten wie nur möglich, du wirst dich nie wirklich über sie erfreuen und sie

Es ist auch unmöglich, jemanden respektlos zu behandeln, wenn er es nicht zulässt. Jeder hat immer eine Wahl, sich anschreien und beschimpfen zu lassen oder zu sagen: „Mir ist das sehr unangenehm, was du da tust. Falls es noch einmal vorkommen wird, sehe ich mich gezwungen, mich zu distanzieren." Wenn wir aber selbst mit uns respektlos umgehen, an uns sparen, uns abwerten oder runterziehen, zeigen wir den anderen ein Beispiel, wie sie uns behandeln sollen, wenn auch nur unbewusst. Wir akzeptieren dieses Verhalten in diesem Fall auch von den anderen. Es kann uns unangenehm sein und wir können denken, dass wir wirklich etwas anderes wollen, aber schließlich ist es uns auch irgendwie bekannt und nah, denn wir sind nichts anderes gewohnt.

Übung

Schreibe auf, was du von anderen erwartest/ geboten haben willst und wie du es dir selbst bieten kannst:

Was will ich?	Wie kann ich es erschaffen?

Einklang

mit sich finden

Manchmal befinden wir uns weit weg von uns selbst. Wir wissen selbst nicht, was wir wollen und was uns guttut. Doch solange wir leben, lebt auch unsere innere Stimme, unsere Träume leben weiter in uns, genauso wie unsere Wünsche und Werte. Wir können es immer aufs Neue erlernen, ihnen Beachtung zu schenken und sie zu verwirklichen. Ist unsere innere Stimme verstummt, reicht es oft schon aus, einfach nur anzufangen, sich selbst zu beobachten und den eigenen Reaktionen Beachtung zu schenken. Unsere Reaktionen sagen uns viel über uns selbst. Wenn wir anfangen, uns selbst zu beobachten, unsere Gefühle, die bei besonderen Ereignissen oder beim Interagieren mit bestimmten Personen entstehen, können wir diese auch lernen zu deuten.

Keine Empfindung deutet mehr darauf hin, dass wir auf dem für uns richtigen Weg sind, als die Empfindung des dauerhaften Einklanges. Der Duden definiert Einklang „als richtig, angebracht, wohltuend empfundene Übereinstimmung oder Harmonie".[11] Verspüren wir Einklang, so verspüren wir Harmonie. Der Begriff ‚Harmonie' wird äußerst häufig in der Sphäre der Kunst verwendet. Hier beschreibt er das Zusammenspiel von Farben in einem Kunstwerk oder von Tönen in einer Melodie. Sie sind aufeinander abgestimmt, passend zueinander ausgesucht und sie ergeben gemeinsam ein Kunstwerk, etwas Wunderschönes. Genauso ist es mit uns: Finden wir das Passende, harmonieren wir damit, wir verspüren in uns Einklang. Wir können Einklang mit uns selbst verspüren oder mit einer Person, einem Gegenstand oder einem Ort. Es ist das Gefühl, sich zu verstehen ohne viele Worte, sich wohlzufühlen ohne viel Anstrengung, innere Ruhe zu verspüren und das Gefühl des Angekommen-Seins. Es ist nichts Rationales oder durch Maß Bestimmtes. Beim Paartanz z. B. können beide Partner auf dem gleichen Niveau tanzen, mit der Körpergröße zueinander passen und dennoch inkompatibel sein. Sie harmonieren nicht miteinander, ihr Tanz sieht unschön aus.

Achte darauf, welche Aussagen in dir Einklang erzeugen, ein Gefühl der Zustimmung. Welche Geschichten, Lebensweisen und Aktivitäten erzeugen in dir Einklang?

Gefühle wie Begeisterung und Neugierde können Wegweiser für uns sein zu unserer Harmonie und unserem Einklang. Wenn wir z. B. Begeisterung einer Person gegenüber empfinden, so kann es ein Anzeichen dafür sein, dass es unser Wunsch ist, so wie diese Person zu sein, die von ihr gelebten Werte zu leben oder ihre Eigenschaften zu verkörpern. Dann gilt es zu verstehen, was genau in dieser Person in uns Begeisterung auslöst. Welche Eigenschaft ist es, die uns begeistert? Wieso begeistert sie uns? Erkunde dich selbst mit diesen Fragen.

Dasselbe kann für Objekte gelten. Sie erzeugen in uns Gefühle und es ist wichtig, diese wahrzunehmen. Objekte können in uns positive oder negative Gefühle erwecken. Sie können uns auch Energie geben oder entziehen. Sie können uns an Situationen und Vorfälle in unserem Leben erinnern. Sie können unseren Vorlieben entsprechen oder es nicht tun. Bei der Einrichtung der eigenen Wohnung sollte deswegen genau darauf geachtet werden, wie die Gefühlslage in der Gegenwart bestimmter Objekte ist. Es kann eine Farbe, ein Muster oder ein Material sein, das dafür verantwortlich ist, ob wir uns wohlfühlen oder nicht. Es kann auch die Gesamtheit an Objekten und ihren Eigenschaften sein.

Hast du es einige Zeit lang geübt, auf deine Gefühle und

Empfindungen zu achten, wird es dir immer leichter fallen, zu identifizieren, was sich wie auf dein Wohlbefinden auswirkt. So kannst du immer leichter erkennen, was das Richtige für dich ist, was Einklang in dir erzeugt und dich immer mehr damit umgeben.

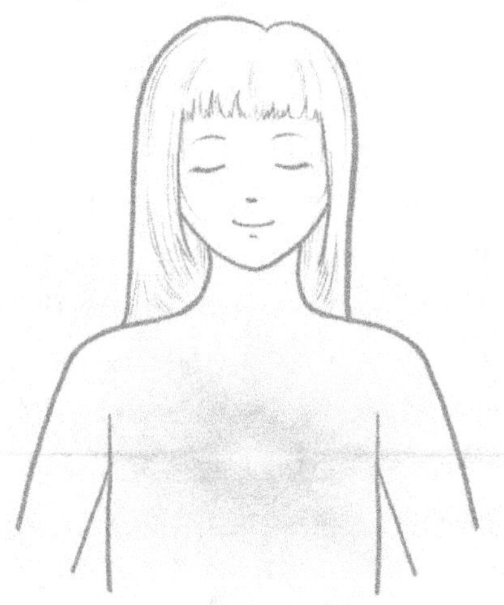

Fazit: Es ist äußerst bedeutsam, darauf zu achten, welche Emotionen Gegenstände, Orte und Menschen in uns hervorrufen. Sie können uns viel verraten über das, was wir wirklich wollen, über unsere Träume und Werte. Erzeugt etwas in uns Einklang, so ist es das, was wir in unser Leben einschließen sollten. Es ist das, wonach wir streben sollten. Dieser Einklang ist meist nicht rational zu erklären. Er ist nicht das Größte oder das Beste. Er ist das Gefühl von Vollkommenheit und dem Angekommen-Sein.

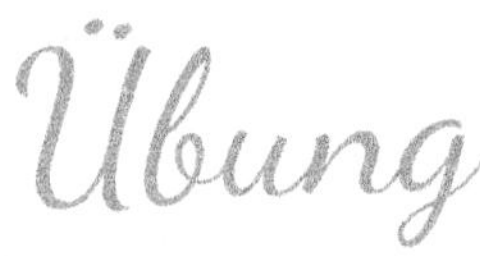

Schreibe auf, welche Menschen in dir Einklang erzeugen oder das Gefühl des Friedens, der Liebe und der Zuversicht und welche in dir Gefühle der Hoffnungslosigkeit, Leere und Angst erzeugen:

Frieden, Liebe und Zuversicht	Hoffnungslosigkeit, Leere und Angst

Schreibe auf, welche Objekte in deiner Wohnung Einklang in dir erzeugen und welche es nicht tun:

Einklang	Kein Einklang

Schreibe auf, welche Orte in dir Einklang erzeugen und welche
es nicht tun:

Einklang	Kein Einklang

Einklang

und Werte

Jede Person, jede Lebensweise und jede Tätigkeit verkörpert bestimmte Werte, die es gilt, hinter ihnen zu entdecken. Je nachdem, welche Werte du vertrittst, bildest du deine Normen, Denkmuster, und Glaubenssätze nach welchen du lebst und handelst, was wiederum deine Gewohnheiten bestimmt, deine Erfolge und deine Schwierigkeiten.

Es liegt an dir, herauszufinden, welche Werte in dir Einklang hervorrufen, welche Werte du persönlich als erstrebenswert ansiehst, welche Werte du als moralisch und ethisch korrekt empfindest, unabhängig davon, was deine Umgebung davon hält.

Übung Teil 1

Nimm dir 10 Minuten Zeit, in vollkommener Ruhe, entspannt deinen Atem zu beobachten. Anschließend, schaue dir folgende Abbildung an und markiere alle Werte die dir wichtig erscheinen.

Bescheidenheit
Leichtigkeit   Spaß   Verantwortung
Intuition   Begeisterung   Inspiration
Achtsamkeit   Respekt   Akzeptanz   Ästhetik
Freude   Offenheit   Leidenschaft   Authenzität
Zielstrebigkeit   Effizienz   Güte   Nachhaltigkeit   Toleranz
Selbstvertrauen   Mut   Harmonie   Mitgefühl
Weisheit   Loyalität   Geduld   Gelassenheit
Gerechtigkeit   Freiheit   Zufriedenheit   Ehrlichkeit   Tradition
Altruismus   Kontrolle   Flexibilität   Fürsorglichkeit   Weitsicht
Herzlichkeit   Unabhängigkeit   Kreativität   Empathie
Zuversicht   Dankbarkeit   Frieden   Höflichkeit
Integrität   Hoffnung   Disziplin   Sicherheit
Sensibilität   Fleiß   Glaube
Vertrauen

Werte

Übung Teil 2

Schreibe drei Vorbilder auf und das, was du an ihnen bewunderst. Ordne jedem Vorbild Werte zu, die sie verkörpern.

Ein Beispiel könnte so aussehen:

- *Stephen Hawking*

Hoher IQ, mentale Stärke, positive Lebenseinstellung, herausragende Erfolge, Entdeckungen, Bekanntheit, inspirierend, hoffnungsvoll → Werte: Intelligenz, Stärke, Mut, Selbstvertrauen, Beharrlichkeit, Begeisterung, Zielstrebigkeit, Neugierde, Zuversicht, Hoffnung

1 ______________________________

2

3

Eine weitere Aufgabe, mit deren Hilfe du deine Werte bestimmen kannst, ist, dir vorzustellen, dass du heute deinen 85. Geburtstag feierst. Mit dir gemeinsam feiert eine dir nahestehende Person und würdigt dich mit einem Toast, in dem sie sagt, was dich als Person ausmacht und was sie an dir schätzt.
Wie würde dieser Toast idealerweise für dich klingen?

Beispiel: Er / sie war stets…

zuverlässig, loyal, witzig, optimistisch, mutig, inspirierend,

individualistisch, stark, abenteuerlustig, kreativ…

…und hat…

für ihre/seine Familie gesorgt, an seiner Karriere gearbeitet,

seine Träume verwirklicht, weise Ratschläge gegeben,

(mir) geholfen…

Deine Bestimmung

Die Frage nach unserer Bestimmung ist so einfach, wie sie schwer ist. Es ist das, was uns gegeben ist. Es ist unser Talent. Es fällt uns leicht und wir können es gut. Wir fühlen uns mit uns selbst im Einklang bei der Ausführung dieser Tätigkeit und wir sind von innen heraus motiviert.

Es kann schwer sein, unsere Bestimmung zu erkennen, wegen der Bewertungen anderer, wegen unserer Glaubenssätze, die uns anerzogen wurden, wegen Werten, die uns vermittelt wurden, wegen unserer Überzeugungen davon, wie wir sein sollten und wie wir unser Leben zu leben haben.

Wenn wir die Natur beobachten, von der wir ein Teil sind, ist die Bestimmung von allem ganz klar und deutlich zu erkennen. Alles hat seinen Sinn und Zweck:

Alles in der Natur ist ein Teil des Ganzen. Es dient der Welt. Die Bäume essen nicht ihre eigenen Früchte. Die Gewässer trinken nicht ihr Wasser. Die Sonne scheint nicht für sich selbst. Die Blumen versprühen ihr Aroma und ihren Duft nicht für sich. Leben, um etwas zu geben – ist ein Gesetz der Natur. Wir sind geboren, um der Welt etwas zu geben. Das Leben ist schön, wenn du glücklich bist, aber am schönsten, wenn andere deinetwegen glücklich sind.

Meistens können wir das, wofür wir vorherbestimmt sind, viel einfacher tun als es uns scheint, denn es ist unser Sinn und Zweck. Es fällt uns leicht und ist natürlich. Jeder trägt ein Talent in sich, das danach strebt, erkannt und gelebt zu werden. Es ist wie ein Puzzleteil, das wir einfügen in das große Ganze, weil es genau hineinpasst. Es nicht einzufügen und nicht zu leben, erfordert eine viel größere Anstrengung, als es zu tun. Denn somit halten wir unsere Bestimmung zurück. Und zwingen uns meist gleichzeitig eine fremde Bestimmung auf. Wir gehen in diesem Fall den Visionen anderer nach, die sich trauen, ihre Bestimmung zu leben. Denn wenn wir selbst kein Ziel haben, können wir uns nur den Zielen der anderen anschließen oder nichts tun. Somit stellen wir unser Leben jemandes Vision zur Verfügung.

Sich jemandes Vision anzuschließen kann auf zwei Weisen geschehen. Die erste Variante wäre, sich anzuschließen, weil wir selbst eine sehr ähnliche Vision haben und gerne dazu beitragen würden, diese in Realität zu verwandeln. Wir stehen hinter den Werten und dem Zweck dieser Vision. In diesem Fall sind wir motiviert, wir wissen, wofür wir das tun und es erfüllt gleichzeitig seinen Sinn und Zweck.

Es kann auch sein, dass wir etwas tun, um damit ein Ziel zu verfolgen, wie eine Arbeit zu erledigen, um die Familie zu versorgen. Dies kann auch in uns Einklang erzeugen, wenn wir dieses Ziel (Familiengründung) als unsere Bestimmung ansehen.

Bei der zweiten Variante hingegen schließen wir uns der Vision von jemand anderem an, weil wir unsere Bestimmung nicht kennen oder sie nicht leben können. In diesem Fall sind wir oft unmotiviert, denn wir sehen keinen Sinn in dem, was wir tun und es erfüllt uns nicht. Füllen wir unsere Zeit damit, eine für uns sinnlose Tätigkeit auszuführen, ohne damit weitere Ziele zu verfolgen, so können wir uns schnell leer und ausgelaugt fühlen. Wir fühlen uns kraftlos, weil wir einer Sache nachgehen, die nicht unsere Bestimmung ist und die uns ihr nicht näher bringt. Wir existieren, statt zu leben.

Stelle dir vor, der Baum würde die Aufgabe der Blumen übernehmen wollen und duften wollen oder die Sonne würde Sauerstoff
herstellen wollen … es ist schlicht unmöglich, es geht gegen die
Natur. Genauso gehen wir gegen unsere Natur, wenn wir uns in
die Aufgaben zwingen, die nicht unserer Bestimmung entsprechen, mit der Ausnahme, dass es für uns möglich ist und wir uns
dazu zwingen können.

Erkenne dich und deine Bestimmung.
So kommst du zu deiner vollen Lebensenergie.
Du gibst und bekommst gleichzeitig.
Du findest Sinn.

Folgende Fragen können dir eine Hilfestellung leisten bei der Suche nach deiner Bestimmung:

Was kannst du gut?

Was denkst du, sollte in der Welt am dringendsten
geändert werden?

 Über das, was uns antreibt

Womit kannst du anderen einen Wert bieten?

Über unsere Reaktion und Einstellung ...

Schwierigkeiten

auf dem Weg zu uns selbst

Tief in uns verwurzelt verstecken sich Ängste hinter dem Befolgen von Normen, von Erwartungen und hinter dem Verleugnen seiner selbst und seiner wahren Wünsche. Wir fürchten uns vor den Schwierigkeiten, die auf uns warten könnten, auf unserem Weg zu uns selbst und in unserem Leben allgemein. Wir fürchten uns vor Niederlagen, Krankheiten und unerwarteten Problemen, die auf uns zukommen könnten. Und auch dazu gibt es eine wunderschöne Geschichte, die ich einmal gelesen habe.

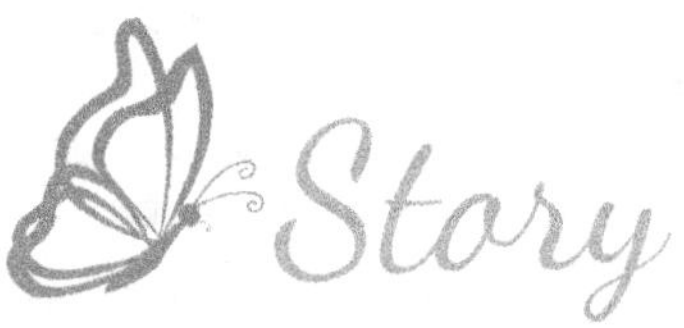

Sie handelt von einem Portier namens Willi, der sein Leben lang ein Portier war und nichts anderes kannte, als Portier zu sein. Sein Vater und Großvater waren auch ihr Leben lang Portiere, in einem kleinen Dorf Österreichs namens Kärnten. Eines Tages wechselte der Besitzer des Hotels, bei dem Willi und seine Vorfahren gearbeitet hatten. Und mit dem Wechsel kamen auch neue Anforderungen. Nun sollte Willi Protokoll führen über alle An- und Abreisenden. Da Willi nie zur Schule gegangen war, hatte er es nie gelernt, zu lesen und zu schreiben. Der neue Besitzer sah sich gezwungen, einen neuen Portier zu suchen, der seinen Anforderungen entsprach, da er es sich nicht leisten konnte, jemanden anzustellen, der nur die Tätigkeit des Protokollführens übernehmen würde.

Total aufgelöst verbrachte Willi viele lange Tage und Nächte zu Hause, nicht wissend, was er nun tun könne, aussichtslos auf einen anderen Job, da er nie zur Schule gegangen war und nie etwas anderes gelernt hatte, als Portier zu sein.

... Tage kamen, Tage gingen ...

Und es klopfte an Willis Tür. Es war ein Nachbar, der nach einem Hammer fragte. Willi lieh ihm den Hammer aus und kehrte zurück in seine Wohnung und in seine Ratlosigkeit. Immer noch hatte Willi keine Ahnung, was er nun tun könnte. Langsam gingen auch seine Vorräte aus, und seine Verzweiflung erreichte ihren Höhepunkt.

Nach einigen Tagen klopfte es wieder an Willis Tür. Es war ein anderer Nachbar, der mitbekommen hatte, dass Willi einen Hammer hat und ihn nun auch ausleihen wolle. Willi lieh auch ihm den Hammer aus. Beim Zurückbringen des Hammers fragte ihn der Nachbar nach einer Säge und einem Schraubenzieher. Er klagte, dass es kein einziges Handwerksgeschäft im ganzen Dorf gäbe. Natürlich lieh Willi ihm auch diese Handwerkszeuge gerne aus.

Nachts lag Willi wach. Seine Sorgen ließen ihn nicht schlafen. Und in einer Nacht kam Willi tatsächlich zwischen hunderten von Gedanken eine Idee, was er nun tun könnte, um sich aus der aussichtslosen Lage zu befreien. Es gab kein Handwerksgeschäft im ganzen Dorf, aber Menschen brauchen Handwerkszeug. Willi überlegte nicht lange und ging in die nächstgelegene Stadt. Dort kaufte er für seine übriggebliebenen Vorräte Handwerkszeug ein und brachte es nach Kärnten. Er eröffnete einen Handwerkverleih. Die Bewohner von Kärnten waren sehr froh über Willis Idee. Nun mussten sie nicht mehr jedes Mal in die Stadt fahren, wenn sie Handwerkszeug brauchten. Tage, Wochen und Monate vergingen und Willies Geschäft blühte auf. Es lief prächtig und Willi wurde zu einem im ganzen Dorf bekannten Businessman.

Mit der Zeit und mit dem Wohlstand kam Willi die Idee, eine Schule zu stiften, für Kärnten, in der Lesen und Schreiben gelernt werden konnten und auch sämtliche Handwerkskünste.

Die Schule wurde gegründet und Willi beschloss eines Tages, den Direktor kennenzulernen. Nach einer netten Unterhaltung fragte Willi den Direktor, ob er auch den Unterricht besuchen könnte, da er nie lesen und schreiben gelernt hatte. Der Direktor war sehr verwundert über einen solch erfolgreichen Businessman, der nicht lesen und schreiben konnte. Er erwiderte: „Sicher, es wäre mir eine Ehre, Sie in der Schule begrüßen zu dürfen! Was wäre nur aus Ihnen geworden, wenn Sie auch noch lesen und schreiben könnten", sagte der Direktor. Willi kam nicht um ein Gelächter herum und sagte mit einer halbernsten Stimme: „Ich kann Ihnen sagen, was aus mir geworden wäre: Hätte ich lesen und schreiben gekonnt, wäre ich jetzt ein Portier."[8]

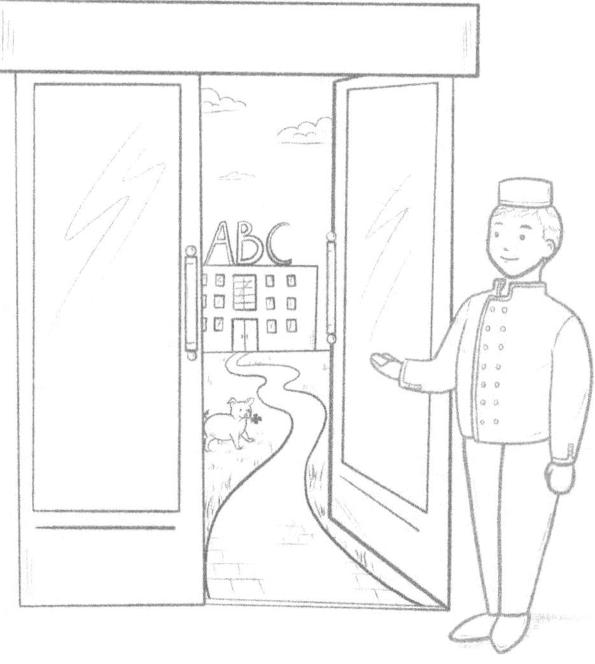

Das feste Vertrauen dem Leben gegenüber und die Gewissheit, dass alles zum Besten geschieht, ist das, was unser Leben erleichtert. Die Überzeugung davon, dass wenn eine Tür zugeht, eine andere geöffnet wird, die für uns genau die Richtige ist, schenkt uns Zuversicht. Und Zuversicht ist das, was uns ermöglicht, schwierige Zeiten zu überstehen und uns antreibt, wenn es gerade nicht so läuft, wie wir es gerne hätten. Sie stärkt unseren Glauben daran, dass hinter den neue Herausforderungen, sich Freude und Erfüllung verbergen, wenn wir diesen Herausforderungen mit Liebe und Vertrauen begegnen, wenn wir von ihnen lernen und uns der Veränderung hingeben.

Natürlich ist es viel einfacher, sich über die Schwierigkeiten zu beklagen, die uns begegnen, sich den negativen Emotionen hinzugeben und im Mitleid aufzugehen, statt nach Lösungen zu suchen, dazuzulernen und sich weiterzuentwickeln. Hier liegt, wie auch in anderen Lebenssituationen, die Entscheidung allein bei uns.

Füllen wir unser Inneres mit Zuversicht, Liebe und Vertrauen, so entfachen wir in uns neue Kräfte. Wir füllen uns mit neuer Energie auf, die uns dabei hilft, die schwierigen Zeiten zu überstehen, neue Wege zu sehen und Lösungen zu finden.

Einer der Wege uns mit Zuversicht, Liebe und Vertrauen zu füllen, ist es unseren inneren Dialog zu erkennen und ihn mit Worten der Unterstützung und Hoffnung zu füllen.

Der innere Dialog

Wir sprechen ständig mit uns selbst, oft nehmen wir das nicht wahr, doch wir tun es trotzdem. Ein Beispiel könnte unsere Reaktion auf ein Geschehnis sein, wie das Verpassen eines Busses. Wir können zu uns sagen: ‚Kein Problem, das passiert jedem einmal. Wie könnte ich die Zeit nützlich gestalten, bis der nächste Bus kommt?' Wenn wir es eilig haben, können wir uns fragen, welche anderen Möglichkeiten es gibt, schneller zum gewünschten Ort zu kommen, vielleicht mit einem Taxi oder mit einem Fahrrad.

In der gleichen Situation können wir uns aber stattdessen auch sagen: ‚So ein Trottel, kann ich nicht einmal rechtzeitig zum Bus kommen, einfacher gehts doch nicht, als rauszugehen zu einer bestimmten Zeit. Ich bin so unfähig, ich kann nichts auf die Reihe bekommen. Jetzt werde ich zu spät kommen und einen schlechten Eindruck bei den Leuten hinterlassen. Kein Wunder, dass mich keiner mag.'

Oder wir können die Schuld auf die anderen und das Universum schieben: ‚Immer passiert mir so etwas. Der Busfahrer hat mich bestimmt gesehen und konnte nicht einmal eine Minute warten. Diese herzlosen Menschen und diese unfaire Welt.'

Wie du merkst, ist die zweite und dritte Variante nicht zielführend. Wir verschwenden unsere Energie darauf, uns selbst zu beschuldigen oder die anderen. Wir verlieren unsere Energie, ohne etwas zu verändern oder zu bewirken, indem wir uns oder die anderen beschimpfen oder beleidigt werden. Wir machen aus einer Mücke einen Elefant. Dabei machen wir die uns unangenehme Situation noch unangenehmer. Das ist nicht respektvoll, weder uns noch den anderen gegenüber. Zum einen, weil es reine

Zeit- und Energieverschwendung ist und zum anderen, weil es allen beteiligten nicht guttut, sondern uns herunterzieht, sowohl beim Erreichen unserer Ziele, als auch in unserem Wohlbefinden. Wir sehen die Situation negativ statt sie lösungsorientiert zu sehen.

Wählen wir die erste Variante aus, so nutzen wir unsere Zeit produktiv, erweitern unsere kreativen Lösungsfähigkeiten und laden uns mit neuen Ressourcen auf.

Der innere Dialog besteht nicht nur aus unseren Reaktionen auf Geschehnisse in unserem Leben, sondern auch aus unserer Einstellung uns gegenüber und gegenüber dem Leben.

Zur Einstellung gehört, wie wir uns sehen und wahrnehmen. Kritisieren wir uns z.B. seit dem ersten Blick in den Spiegel am Morgen oder bewundern wir uns? Sagen wir uns: ‚Ich habe heute viel geschafft, ich bin sehr dankbar für alles, was ich heute tun konnte‘, oder sagen wir uns: ‚Schon wieder der Tag rum und ich wollte noch die Wäsche waschen, staubsaugen und mich mit meiner Freundin treffen'? Richten wir unsere Aufmerksamkeit auf unsere Stärken oder unsere Schwächen? Fokussieren wir uns auf Lösungen oder auf Probleme? Sagen wir uns ständig, was uns noch alles fehlt oder was wir schon alles haben?

Dasselbe gilt für die Einstellung der Welt und dem Leben gegenüber. Sagen wir uns, dass das Leben voller Wunder und Glück ist, oder sagen wir uns, dass es ein endloses Leid ist? Sagen wir uns, wie dankbar wir sind für alles, was wir haben und für alle Möglichkeiten, die das Leben uns gibt oder sagen wir uns, dass das Leben unfair ist und schwer?

Je nachdem, was wir zu uns sagen, beeinflussen wir unser Wohlbefinden und unser Energielevel. Wir beeinflussen unseren emotionalen Zustand. Nehmen wir an, vor dem Schlafengehen denkst du an all das, was du heute geschafft hast, deine Arbeit, die Wäsche, das Einkaufen ... Du denkst an all die angenehmen Begegnungen, die du heute hattest, die freundliche Frau, die dir die Brötchen verpackt hat am Morgen, die Kollegin, die sich nett mit dir während der Pause unterhalten hat, dein Partner, der an dich gedacht hat während des Tages und dich angerufen hat ... Du fühlst Dankbarkeit dafür und dafür, dass du in der Lage warst, das alles zu machen, dass du die Kraft dafür hattest und die Motivation. Wie würde es dir dann gehen vor dem Schlaf?

Stattdessen kannst du auch vor dem Schlafengehen daran denken, dass du schon wieder den ganzen Tag arbeiten und danach noch die Wäsche und die Einkäufe erledigen musstest. Du kannst daran denken, dass du ja noch die Freundin besuchen wolltest und bügeln, aber die Zeit hat dafür wieder nicht gereicht. Du könntest daran denken, dass die Kollegin dich irgendwie komisch angeschaut hat heute und du schon wieder nicht ausgeschlafen warst bei der Arbeit, weil du gestern lange nicht einschlafen konntest und so schrecklich müde ausgesehen hast, als du mit deinem Partner im Videocall warst. Du fühlst dich unruhig, wegen all dieser negativen Gedanken, kannst wieder nicht einschlafen und scrollst bis um zwei Uhr nachts in Social Media.

Je nachdem, was wir über ein und dieselbe Situation denken und deswegen zu uns sagen, können wir uns völlig unterschiedlich fühlen. Und je nachdem, wie wir uns fühlen, erleben wir uns und unsere Umwelt. Wir interagieren mit unseren Mitmenschen, je nachdem, wie wir uns fühlen. Wir gehen Aufgaben unterschiedlich an, je nachdem, wie wir uns fühlen. Demzufolge ist der Grad unseres sozialen und ökonomischen Erfolges und Glückes abhängig davon, wie wir uns fühlen, was wir denken und was wir zu uns sagen.

Worte sind sehr machtvoll.
Je nachdem, was wir zu uns sagen
und wovon wir überzeugt sind,
erschaffen wir unsere Realität.

Der Glaube an uns ist auch ein Teil des inneren Dialoges. Er kann sich zeigen in dem, was wir bezüglich unserer Träume und

Wünsche denken. Denken wir, dass sie unbedingt wahr werden? Glauben wir daran, dass wir es schaffen werden, sie zu realisieren? Oder denken wir, dass es viel zu gut für uns ist? Dass es jemandem passieren kann, weil er intelligenter, hübscher, beliebter, besser ist als du, aber dir wird es ganz sicher nicht gelingen. Wie Henry Ford schon vor vielen Jahren sagte: „Ob du denkst, du kannst es, oder du kannst es nicht: Du wirst auf jeden Fall recht behalten."[12] Egal, was es ist, das wir denken und zu uns sagen, unser Gehirn und unser Unterbewusstsein wird immer nach einem Weg suchen, es zu bestätigen.

Um unsere Wünsche und Träume zu erreichen, ist es grundlegend zu erkennen, was wir uns selbst sagen. Sagst du dir: ‚Wer bin ich schon, um das oder jenes zu haben, um etwas, was ich mir erträume zu schaffen' und ‚Ich bin nicht gut genug, um es zu haben'? Oder glaubst du stattdessen fest an deine Träume und deine Fähigkeiten? Tust du das, so bist du gleichzeitig offen, alle Möglichkeiten zu sehen, die das Leben dir auf dem Weg dahin bietet. Du bleibst motiviert und energiegeladen.

Besonders wenn etwas nicht so läuft, wie du es dir vorgestellt hast, ist es enorm wichtig, sich zu unterstützen und weiterhin den Glauben an seinen Erfolg zu behalten.

Ein berühmtes Zitat des Erfinders der Glühbirne, Thomas A. Edison, ist: „Ich habe nicht versagt. Ich habe nur 10 000 Wege gefunden, die nicht funktionieren."[13]

Übung

Was glaubst du über dich? (Deine Fähigkeiten, Möglichkeiten etc.)

____

____

____

____

____

____

____

____

____

____

____

____

Was glaubst du über deine Träume?

Wie reagierst du auf die angenehmen Ereignisse in
deinem Leben?

Wie reagierst du, wenn die angenehmen Ereignisse zu
Ende gehen?

 Über unsere Reaktion und Einstellung

Wie reagierst du auf die unangenehmen Ereignisse in deinem Leben?

Was würdest du gerne verändern an
deiner Reaktion?

(Un-)angenehme Erfahrungen

auf unserem Weg

Angenehme und unangenehme Ereignisse passieren in jedermanns Leben. Egal, welchen Weg wir wählen, wir werden für uns angenehme und unangenehme Erfahrungen machen. Sie kommen und gehen, wie Wellen. Unsere Aufgabe ist es, konstruktiv damit umzugehen. Zu lernen, auf den Wellen der erfreulichen und herausfordernden Situationen zu surfen, statt uns an den Erfreulichen festzuklammern und uns von den Herausfordernden umhauen zu lassen.

Unangenehme Erfahrungen

Ärgern wir uns über die unangenehmen Erfahrungen, beschimpfen uns selbst und die Welt dafür, dass etwas passiert, was uns nicht gefällt, so verschwenden wir unnötig Energie und steigern uns immer mehr hinein in die uns unangenehme Situation. Wir blasen sie unnötig auf. Wir machen sie unangenehmer, als sie schon ist.

Fragen wir uns stattdessen: ‚Wozu wurde mir diese Situation gegeben?', ‚Was kann ich daraus lernen?', ‚Wie kann ich am besten damit umgehen?', so kommen wir zu Antworten und zu Lösungen. Wir verstehen auf einmal, dass der Misserfolg uns zeigt, dass es so nicht funktioniert, dass er uns darauf hinweist, Alternativen zu sehen. Wir verstehen, dass wir am Misserfolg wachsen können, kreativ werden können und uns entwickeln können. Wir eignen uns neue Fähigkeiten an und wir entwickeln uns weiter. Wir sehen die Probleme als Herausforderungen an, die uns stärker und vollkommener machen, als Zeichen, die uns im Leben weiterbringen.

So verstehen wir, dass z. B. der Burn-out uns zeigt, dass wir uns überlasten, dass wir einen Gang runterschalten sollten und mehr Zeit dem Widmen sollten, was uns mit Energie auflädt. Wir sehen, dass Verdauungsprobleme uns zeigen, dass wir z. B. etwas nicht vertragen und es aus unseren Mahlzeiten entfernen sollten. Wir lernen es, die unangenehmen Zeichen, als Wegweiser zu einem erfüllten, glücklichen Leben zu sehen. Wir erfreuen uns an den wasserfesten Stiefeln, statt uns über das schlechte Wetter zu beklagen und wir sehen, dass der verpasste Zug uns eine Möglichkeit bietet, es uns im schönen Café gemütlich zu machen und endlich das Audiobuch zu hören, das wir schon lange hören wollten.

Angenehme Erfahrungen

Versuchen wir, die für uns angenehmen Erfahrungen, die uns
Freude bereiteten so lange es geht in unserem Leben zu behalten, klammern an ihnen und zergehen in Trauer, wenn sie gehen,
so verlieren wir auch unnötig Energie.

Lernen wir stattdessen, die angenehmen Situationen zu genießen, loszulassen und dafür dankbar zu sein, dass sie in unserem
Leben waren, kultivieren wir in uns positive Gefühle, wir laden uns
mit Energie auf und mit neuen Kräften. So kreieren wir einfacher
neue angenehme Situationen in unserem Leben, die uns neue
Freude bringen. Wir lernen, die Ereignisse in unserem Leben wie
Wellen kommen und gehen zu lassen und auf ihnen zu surfen.

Blicke auf die angenehmen Erfahrungen in deinem Leben mit
Dankbarkeit und Freude zurück, statt um sie zu trauern und ihnen
nachzuhängen.

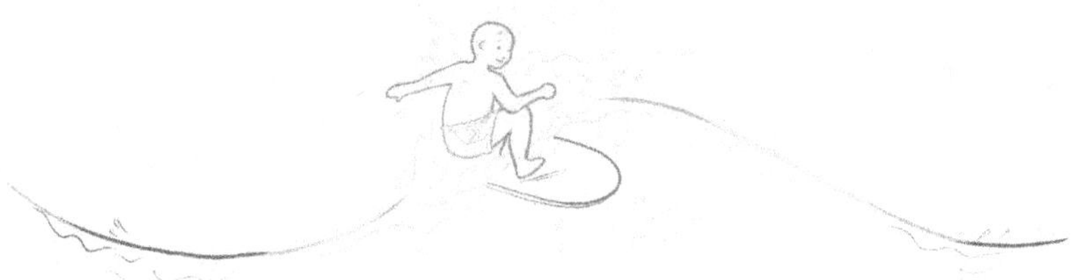

 Über unsere Reaktion und Einstellung

Du bist gut genug

und kannst noch besser werden

Bin ich überhaupt gut genug, um meine Träume zu erreichen oder das zu bekommen, was ich will?

Der Gedanke ‚Ich bin nicht gut genug‘ kann z. B. von den ständigen Kritikern kommen, die uns umgeben haben in unserem Leben. ‚Das machst du nicht schnell genug.‘ ‚Das machst du nicht sauber genug.‘ ‚Das ist zu salzig, das zu geschmacklos.‘ Etc. Damit kommen wir in den Glauben, nie etwas richtig machen zu können und nie gut genug zu sein. Doch es ist häufig eine Bewertung von Menschen, die überkritisch sind oder denen es nie recht zu machen ist. Deshalb *vergewissere dich zuerst, mit wem du es zu tun hast, bevor du den Fehler in dir suchst.*

Es könnte auch eine Bewertung unserer Leistungen in der Schule gewesen sein, die uns glauben lässt, dass wir nicht gut genug wären. Wenn wir beispielsweise schlechte Noten in bestimmten Fächern hatten. Doch das war damals und es war die Bewertung einer bestimmten Person von einer bestimmten Leistung, unter bestimmten Bedingungen. Vielleicht lag es daran, dass du kein Interesse am vermittelten Stoff hattest oder daran, dass der Stoff schlecht vermittelt wurde oder daran, dass du andere Sorgen zu dieser Zeit hattest etc. Eine Fünf in Musik heißt nicht, dass du kein Musikinstrument erlernen kannst, eine Fünf in Sport heißt nicht, dass du unsportlich bist und eine Fünf in Englisch heißt nicht, dass du unfähig bist, Englisch zu lernen, wenn du es willst und brauchst. *Es ist nur eine Frage der Motivation und der Herangehensweise.*

Vielleicht hast du dich auch mit anderen verglichen und bemerkt, dass sie bessere Noten, ein besseres Auto oder Haus haben. Doch wir wissen nie, welche Voraussetzungen diese Menschen hatten, wir wissen nicht, was sie dafür aufgeben mussten und wir wissen nicht, an was es ihnen fehlt und wie ihr Leid aussieht. Wir wissen nicht, was ihre Träume und Wünsche sind. Jeder ist ein Individuum mit seinem eigenen Paket an Träumen, Wünschen, Genen, Vorlieben, Problemen und Hürden. Deshalb ist *der einzige Vergleich, der sinnvoll und produktiv ist, dein Vergleich mit dir selbst, früher.* So kannst du dich mit dir selbst z. B. vor einem Jahr vergleichen und sehen, wie du dich entwickelt hast, was dir geholfen hat und was dich gestört hat. Eine Analyse könnte dir dabei helfen, dich selbst besser kennenzulernen und zu erkennen, was dich voranbringt im Leben und was dich blockiert.

Natürlich kann es sein, dass dir bestimmte Fähigkeiten fehlen, um an das Gewünschte zu kommen. Doch du kannst immer dazulernen, dich entwickeln oder Kooperationen schließen, mit Menschen, die dich ergänzen. Solange du einen Wunsch in dir verspürst, bist du motiviert und hast den Willen, es zu erreichen und *wo ein Wille ist, ist auch ein Weg.*

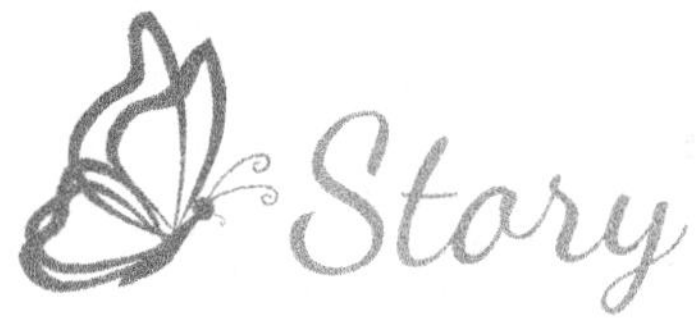

Story

Es gibt eine wunderschöne Geschichte von einem Elefanten, die dieses Phänomen des ‚Ich bin nicht gut genug‘ gut verdeutlicht.

Die Geschichte handelt vom Elefanten Elli, der an einen kleinen Baum angekettet war. Er stand sein ganzes Leben lang neben dem Baum, unfähig ihn zu verlassen und sein Leben zu leben. Andere Elefanten kamen an ihm vorbei und fragten ihn immer wieder, wieso er sich nicht befreie und weiterziehe mit ihnen und Elli wiederholte immer wieder nur, dass er nicht stark genug sei und dass er es schon zahlreiche Male probiert hätte.

Jahre vergingen und Ellis Antwort blieb stets dieselbe, bis eines Tages ein Elefant namens Jin ihm sagte, er könne es wirklich schaffen, sich zu befreien. Jin machte ihm klar, wie klein der Baum und wie groß Elli selbst ist. Doch Elli versuchte nicht einmal, sich zu rühren. Da fragte ihn Jin, wann er das letzte Mal versucht hatte, sich zu lösen. Elli antwortete, als er ein Jahr alt war. Damals war der Baum noch deutlich größer als Elli selbst. Damals hatte er nach einer tagelangen Quälerei, während der Versuche sich zu befreien gelernt, dass er es nicht schaffen könne, sich zu lösen. Er sei nicht stark genug dafür.

In den Jahren, in denen er gewachsen war, hatte er es nicht einmal wieder versucht, weil er immer noch an seiner alten Überzeugung festhing, nicht stark genug zu sein.

So erkannte Elli seine trügerische Überzeugung. Er befreite sich mit Leichtigkeit vom Baum und zog mit Jin und den anderen Elefanten mit.[14]

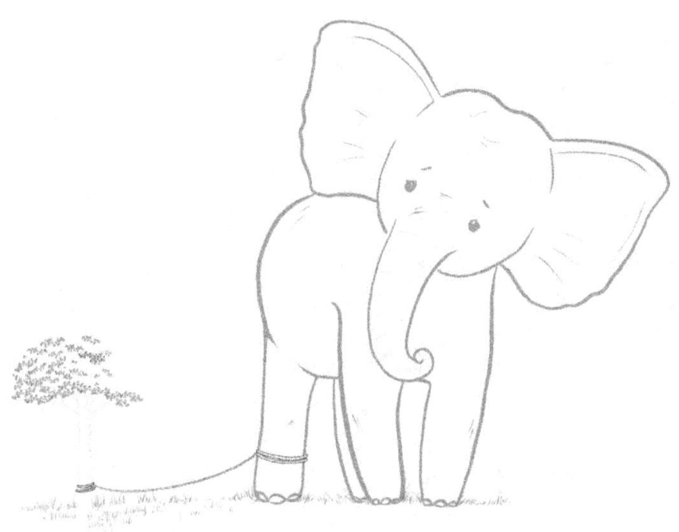

So wie Elli geht es uns Menschen sehr häufig. Wir tragen Überzeugungen in uns, die wir durch unsere Lehrer, Eltern oder durch unsere eigenen Erfahrungen gebildet haben. Doch wir ändern uns ständig, wir lernen Neues dazu, eignen uns neue Fähigkeiten an, werden geprägt durch unser Umfeld und durch unsere Erfahrungen. Ebenso verändert sich die Welt, in der wir leben, die Systeme, die Normen, die Lebensweisen und zahlreiche andere Aspekte. Deshalb sollten wir von Zeit zu Zeit überdenken, was wir glauben zu wissen, überdenken was wir von uns selbst glauben und von der Welt, in der wir leben. Sonst könnte es schnell passieren, dass wir unser Leben an uns vorbeiziehen lassen, solange wir an einen Baum gekettet sind.

Überprüfe deine Glaubenssätze
über dich selbst
und die Welt regelmäßig.

Fünf Schritte zur Selbstverwirklichung ...

1. Lerne es,

auf dich zu hören

Die Fähigkeit, auf sich zu hören und zu wissen, was das Richtige für einen ist, kann trainiert werden, genauso wie unser Körper trainiert werden kann. Auch für dieses Training ist es sehr vorteilhaft, es konsistent zu praktizieren, um von den Vorteilen, die es uns bietet, zu profitieren. In Form von Meditation oder Achtsamkeitstraining kannst du täglich ohne viel Aufwand deinen Geist trainieren und somit deine Fähigkeit deinen Körper, Gedanken und Gefühle besser wahrzunehmen und zu steuern.

Wissenschaftliche Studien haben belegt, dass Meditation/Achtsamkeitstraining bei Kindern sowie bei Erwachsenen die Konzentration steigert. Somit erhöht Achtsamkeit die Produktivität. Sie steigert zugleich dein Wohlbefinden. Sie verhilft dir dazu, dich auf den jetzigen Moment zu fokussieren und ihn wahrzunehmen.

Dadurch werden Ängste und Zweifel (das Denken an die Zukunft) minimiert, ebenso wie Bedauern und Ärger (das Denken an die Vergangenheit). Du nimmst die Gegenwart wahr, genau so, wie sie ist. Dein Geist wird klarer und du fühlst dich wacher. Du erlangst das Gefühl der inneren Ruhe und Ausgeglichenheit. Gleichzeitig fällt dir das Erledigen von Aufgaben leichter. Du schaffst mehr mit weniger Anstrengung, da du dich besser fokussieren kannst und dich energetischer fühlst. Du erlernst durch das Achtsamkeitstraining, deine Gefühlszustände besser zu deuten und deine Intuition klarer wahrzunehmen. Du bekommst ein Gespür dafür, wenn du an deine Grenzen kommst und dich überlastest oder wenn du dich unterforderst. Du steigerst die Fähigkeit, dich selbst zu verstehen und kannst somit viel besser für dich selbst sorgen und auch für die anderen. Du triffst Entscheidungen schneller und präziser. Somit hast du mehr Zeit und Kraft für dich und für das, was dir am Herzen liegt, für die Aktivitäten, die dich mit neuer Energie aufladen.

Regelmäßig praktiziert kann Meditation sogar Gehirnstrukturen verändern und dir somit zu neuen, gesunden Gewohnheiten verhelfen. Heutzutage wird Meditation/Achtsamkeitstraining in zahlreichen Unternehmen wie SAP und Google praktiziert, ebenso wie in Schulen. Es gibt auch Studios, die Achtsamkeitstraining für Privatpersonen anbieten, genauso wie Aufnahmen von geführten Achtsamkeitspraktiken im Internet, z. B. auf YouTube, die du bequem von zuhause aus für dich nutzen kannst.

Im Anschluss an dieses Buch wird eine Achtsamkeitsreihe in Form von kurzen, ca. zehnminütigen Videos produziert. Diese eignet sich äußerst gut für Einsteiger. Informationen dazu findest du unter: www.sharejoy.de.

Achtsamkeit steigert unser Wohlbefinden und die Wahrnehmung der eigenen inneren Zustände. Sie fördert selbstregulierendes Verhalten und positive emotionale Zustände. Somit geht Achtsamkeit mit erhöhter Gesundheit, Lebensqualität und Lebenszufriedenheit einher.[16]

Übung

Nimm dir jeden Tag am Morgen zehn Minuten Zeit, um eine Achtsamkeitsübung durchzuführen. Du könntest eine angeleitete Achtsamkeitsübung machen, z. B. mit einem Video aus YouTube. Genauso funktioniert auch eine nicht angeleitete Achtsamkeitsübung, indem du dich, deine Empfindungen, deinen Atem und deine Gedanken nicht bewertend beobachtest. Diese Übung kannst du im Laufe des Tages, z. B. beim Warten oder bei einer Pause praktizieren, um dich zu entspannen und zu entladen.

Falls du dich für eine angeleitete Achtsamkeitsübung entscheidest, finde eine, die gut zu dir passt, eine, die angenehm für dich ist, eine, auf die du dich freust jeden Morgen.

2. Finde dein Tempo

und deine Balance

Jeder von uns hat sein eigenes Tempo und jeder verspürt Balance unter unterschiedlichen Gegebenheiten. Genauso wie mit Aktivitäten gilt es hier, das Richtige für sich zu erforschen.

Manche werden mit 18 Jahren Eltern, manche mit 47 Jahren. Manche werden mit 20 Jahren selbstständig, andere fangen mit 40 Jahren ein Studium an. Manche machen eine Weltreise mit 25 Jahren, manche mit 65 Jahren. Manche schreiben ein Buch in zwei Monaten, manche ihr Leben lang. Manche studieren sechs Semester, manche zwölf. Manche fühlen sich wohl, wenn sie mit der Geschwindigkeit 3 km/h laufen, manche mit der Geschwindigkeit 6 km/h. Nichts von all diesen Möglichkeiten ist richtig oder falsch. Es gibt nur das Passende und Unpassende für dich. Du musst dein eigenes Tempo bestimmen. Ein Tempo, das dir guttut. Ein Tempo, in dem du dich wohlfühlst. Ein Tempo, in dem du das Leben genießen kannst. Bestimme das Tempo, das dich weder unterfordert noch überfordert. Dein Tempo bei der Arbeit, dein Tempo beim Joggen, dein Tempo beim Kochen, dein Tempo beim Baden, dein Tempo bei allen anderen Aktivitäten, die du ausführst. *Experimentiere, probiere aus und erkunde dich selbst.*

Genauso ist es mit der Balance. Es gilt für jeden einzelnen von uns eine Balance zu finden. Eine Balance, in der wir uns wohlfühlen. Zwischen Aufregung und Routine, zwischen Heimweh und Sehnsucht nach der Ferne, zwischen Anstrengung und Entspannung, zwischen Alleinsein und Gesellschaft, zwischen Geben und Nehmen, zwischen neuen Entdeckungen und Bekanntem.

Unsere Balance ist das, womit wir uns wohlfühlen, womit wir Einklang verspüren. Die Balance ist kein statischer Zustand. *Sie muss immer wieder aufs Neue verloren und entdeckt werden. Sie verändert sich genauso, wie unser Tempo sich verändert, mit unserer Entwicklung.*

Übung

Wann fühlst du dich unterfordert? (Anzeichen könnten sein: Du langweilst dich, es geht zu langsam voran, obwohl du schon alles beherrschst.)

Wann fühlst du dich überfordert? (Anzeichen könnten sein: Es geht viel zu schnell, du fühlst dich ausgelaugt, kommst nicht hinterher mit dem Geforderten.)

Wie könntest du konstruktiv mit diesen Situationen umgehen, so dass du dich wohlfühlst?

3. Setze Prioritäten

Haben wir es gelernt, auf uns zu hören und zu erkennen, in welche Richtung wir uns bewegen wollen und was wir erreichen wollen, ist es grundlegend, sich gleichzeitig auch Prioritäten zu setzen. Unsere Ressourcen sind begrenzt und können schlichtweg nicht für alles ausreichen, was wir uns wünschen. Es kann passieren, dass wir alles auf einmal angehen und letztendlich nichts erfolgreich vollenden. Deshalb ist es sehr hilfreich, sich Prioritäten zu setzen, um Ziele zu erreichen und motiviert zu bleiben. Um eine gute Übersicht für sich zu erhalten, könntest du das Rad des Lebens für dich verwenden und die folgende Aufgabe machen:

Übung

1. Markiere auf dem Rad des Lebens, für jeden Bereich eine Zahl. Sie repräsentiert, wie zufrieden du mit diesem Bereich deines Lebens im Moment bist. Wobei 0 (die sich in der Mitte des Kreises befindet)- total unzufrieden und 10 (die sich am äußeren Rand des Kreises befindet) – sehr zufrieden bedeutet.

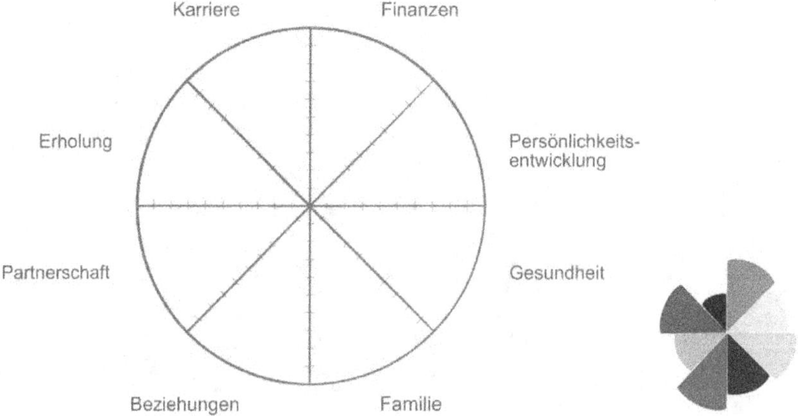

2. Schreibe auf, was du schon alles hast in jedem Bereich.

Finanzen

* *Nebenverdienste*

* *Selbstständigkeit*

* *Einkommen*

* *Einnahmen-Ausgaben-Optimierung*

Bedürfnisdeckung – wie viel von meinen Bedürfnissen kann ich decken

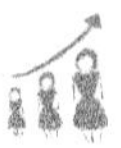 # Persönlichkeitsentwicklung

• *Seminare*

• *Kurse*

• *Mentoren*

• *Bücher*

• *Trainings*

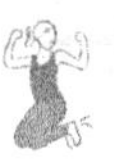 # Gesundheit

- *Körper*

- *Geist*

- *Belastungsfähigkeit*

- *Bewegungsfähigkeit*

- *Funktionsfähigkeit, Uneingeschränktheit*

• *Familienmitglieder*

• *Wie sind meine Beziehungen zu den einzelnen*

Familienmitgliedern?

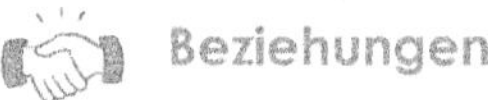 **Beziehungen**

- *Welche Beziehungen habe ich außerhalb meiner Familie und Partnerschaft?*

- Freunde

- Bekannte

- Kollegen

* Mentoren

* Mentees

* Geschäftspartner

* Wie sind diese Beziehungen?

Romantische Beziehung / Partnerschaft

• *Habe ich eine romantische Beziehung?*

• *Wie empfinde ich sie?*

• *Was bekomme ich in der Partnerschaft?*

• *Falls du nicht in einer Partnerschaft bist, wünschst du dir eine romantische Beziehung?*

* Was genau wünschst du dir?

(Unterstützung, Verständnis, Leidenschaft, Liebe ...)

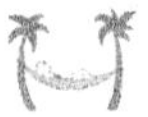 Erholung

• *Zeit (Habe ich genug Zeit, um mich zu erholen?)*

• *Möglichkeiten (Habe ich genug Möglichkeiten, um mich zu*

erholen? Z. B. du erholst dich gut durch das Schwimmen

– Gibt es genug Schwimmmöglichkeiten in deiner

Umgebung und kannst du sie dir leisten?)

Karriere

• Schulabschluss

• Weiterbildungen

• Seminare

• Ausbildungen

• Studium

- *Nebenjobs, Ferienjobs*

- *Selbstständigkeit*

- *Praktika/ Berufserfahrung*

- *Netzwerk / Beziehungen*

3. Schreibe auf, wie eine Zehn in jedem Bereich für dich aussehen würde. Je mehr Details, desto besser.

Beispiel: Bereich: Beziehungen

Eine 10: Unterstützende Beziehungen, voller Verständnis, Liebe, Motivation.

In Realität: Ich habe 3 gute Freunde die ich regelmäßig sehe, wir unterhalten uns über alle Themen frei und ungezwungen. Mit einem Freund mache ich regelmäßig Sport. Wir motivieren uns gegenseitig neue Erfolge zu erzielen.

Ich habe einen Mentor gefunden, der mich herausfordert und motiviert. Ich bilde mich und entwickele mich persönlich weiter.

Gefühle: Ich fühle mich geborgen und verstanden mit meinen Freunden. Wir haben ähnlichen Sinn für Humor und ähnliche Interessen, deshalb ist es erholsam und lustig mit ihnen Zeit zu verbringen. Ich kann mich auf sie verlassen und sie sich auf mich …

Ich mache nun endlich Sport, fühle mich fitter und gesünder. Ich fühle mich ausgeglichen, da ich mich nach der Arbeit mit neuer Energie aufladen kann und Leute um mich habe mit denen ich verschiede Aktivitäten machen kann …

Ich mache meine Arbeit konzentrierter und energetischer. Mein Chef ist zufriedener und behandelt mich besser. Das Unternehmen, in dem ich arbeite, macht mehr Umsatz …

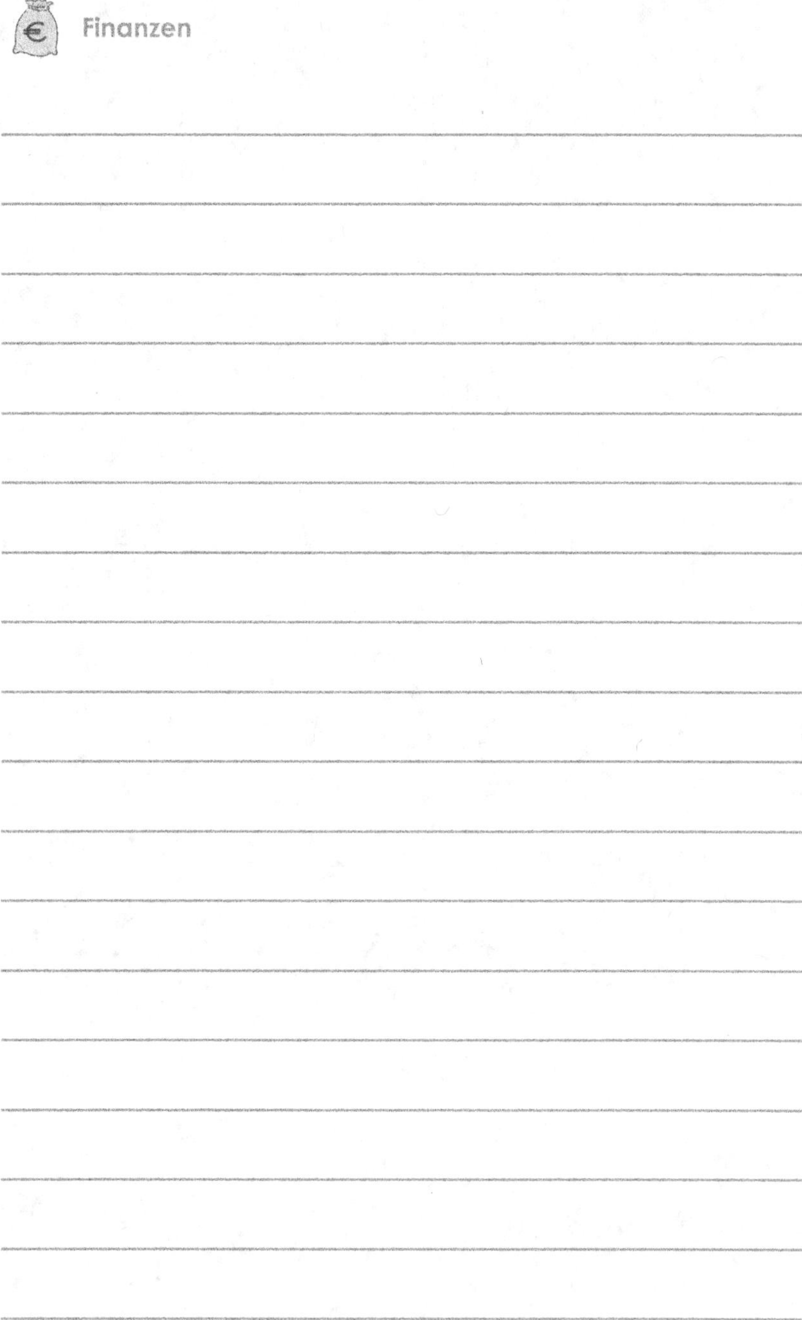

Finanzen

Gesundheit

Fünf Schritte zur Selbstverwirklichung

Familie

4. Schreibe eine Liste aus 50 Wünschen auf.

Da es auf Anhieb etwas schwer fallen kann, habe ich mögliche Kategorien mit Ideen, als Hilfestellung erstellt:

Kategorien

Kreationen

* Kunst, Gedichte, Gemälde, Bücher…
* Wissenschaftliche Erkenntnisse, Paper, Journals, Bücher…
* Designs, Gebäude, Web, Kleidung…
* Start-Up zum Thema / Produkt…
* Familie, Kinder
* Nachhaltigkeit, neue Systeme, Strukturen
* Zustände, Freude, Frieden
* …

Aktivitäten

* Fallschirmspringen
* Heißluftballon fahren
* Urlaub auf den Malediven
* Snowboard fahren
* Jemanden um Vergebung bitten
* Jemandem vergeben
* Jemandem Danke sagen für…
* …

Erfolge

* Abschlüsse: Bachelor-/ Masterabschluss…
* Positionen: Manager, Ingenieur, Designer, Leiter
* Tanzauftritt
* Konzert geben

* Instrument lernen
* Start-up gründen
* ...

Beziehungen

* Starke
* Zuverlässige
* Verständnisvolle
* Harmonische
* Liebevolle
* Leidenschaftliche
* ...

Eigenschaften (die du in dir entwickeln möchtest)

* Gelassenheit
* Mut
* Einfühlvermögen
* Taktgefühl
* Durchsetzungsvermögen
* Durchhaltevermögen
* ...

Zustände (die du in dir und in deiner Umgebung kreieren möchtest)

* Harmonie
* Frieden
* Einklang
* Erfüllung
* Zuversicht
* Liebe
* ...

1.

2.

3.

4.

5.

6.

7.

8.

9.

10.

11.

12.

13.

14.

15.

16.

17.

18.

19.

20.

21.

22.

23.

24.

25.

26.

27.

28.

29.

30.

31.

32.

33.

34.

35.

36.

37.

38.

39.

40.

41.

42.

43.

44.

45.

46.

47.

48.

49.

50.

5. Priorisiere die Wünsche. (Schreibe eine Zahl hinter jeden
Wunsch auf. Je kleiner die Zahl, desto bedeutender
der Wunsch.)

6. Priorisiere einen Bereich (Rad des Lebens), mit dem du deine Entwicklung beginnen willst. Meist gibt es einen Bereich, wegen dem andere Bereiche auch nicht optimal entwickelt sind. Zum Beispiel: Du hast nicht genug qualitative Erholung. Deshalb bist du nicht ausgeglichen und fühlst dich häufig angespannt und hast Kopfschmerzen (Gesundheit). Du bist deshalb weniger produktiv (Karriere) und weniger geduldig (Beziehungen).

Bereich:

____

Wieso ist dieser Bereich ein grundlegender Bereich?

____

____

____

____

____

____

____

____

Wann fängst du damit an?

Wie wird es genau aussehen?

Was wirst du in deinem Leben dafür kürzen oder verändern?

4. Erschaffe

Ressourcen

Haben wir einmal erkannt, was für uns zentral ist, können wir uns darauf fokussieren, es in unser Leben zu bringen. Oft ist es eine große Umstellung, besonders wenn das, was wir wollen, sich stark unterscheidet von dem, was wir in unserem Leben haben. Eine Umstellung bringt Veränderungen und neue Gewohnheiten mit sich, die Ressourcen brauchen, um aufgebaut zu werden.

Deshalb ist es von Bedeutung, klare Regeln aufzustellen und sie einzuhalten, vor allem für sich selbst. Nur du bist dafür verantwortlich, was in deinem Leben passiert. Was hinein darf und was hinaus soll, bestimmst alleine du. Wenn du feststellst, dass dir etwas von Bedeutung ist und du dich auf den Weg machst, es zu erreichen, ist es zentral, Ressourcen dafür zu haben. Jeder von uns hat begrenzte Ressourcen, ob es Zeit ist, Geld, Fähigkeiten, Wissen, Kontakte oder andere Ressourcen – sie sind limitiert.

Haben wir beispielsweise bisher unser Leben mit Arbeit, Kochen, Putzen, Einkaufen und Telefonieren gefüllt und haben entdeckt, dass wir ein Business aufbauen wollen, so brauchen wir Ressourcen dafür. Wir brauchen Fähigkeiten, Wissen, Zeit, Mentoren, Ideen, evtl. Startkapital etc. Ohne diese Ressourcen wird es sehr schwer, ein Business aufzubauen. Genauso ist es mit jedem Wunsch, er braucht Ressourcen, um wahr zu werden.

Oft fehlt es uns an Ressourcen und wir wissen nicht, wo wir sie herbekommen können. Ressourcen können von uns kommen oder von außen. Kraft, Energie, Motivation, Glaube, Wissen,

Fähigkeiten, Kreativität, analytisches Denken etc. wären Beispiele für innere Ressourcen. Eine äußere Ressource könnte ein Investor sein/ Geld, ein Kurs, Kontakte, Workshops, Familie, Freunde und alle, die an uns glauben und uns beim Erreichen unserer Ziele helfen.

Wir können Ressourcen gegeneinander austauschen, gewinnen oder verlieren. So können wir z. B. jemanden anstellen, der für uns Arbeit erledigt, so tauschen wir Geld gegen Zeit und Fähigkeiten. Oder wir überzeugen einen Investor, in unsere Idee zu investieren. Wir tauschen unsere Zeit und Arbeit (Vorbereitung der Unterlagen, der Rede etc.) für Geld (Investition) ein.

Wir können Ressourcen erschaffen: Finden wir z. B. *Gleichgesinnte*, gewinnen wir an Ressourcen. Sie stärken uns und bringen uns weiter in unserem Vorhaben. Finden wir *Vorbilder oder Mentoren*, gewinnen wir an Ressourcen. Sie zeigen uns den Weg dahin, wo wir hinwollen und auch das Endergebnis, das auf uns wartet. Sie motivieren uns und geben uns somit neue Kraft und Energie. Befreien wir uns von Ängsten, Zweifeln, Bedauern, Ärger und weiteren Gefühlen, die uns belasten, gewinnen wir neue Energie und somit neue Ressourcen für unsere Ziele. Wenn wir es schaffen diese Gefühle durch *Zuversicht, Vertrauen und Liebe* zu ersetzen, erschaffen wir noch mehr Ressourcen. *Sport, gesunde Ernährung und guter Schlaf* tragen ebenso zu unseren Ressourcen bei. Dies sind einige von vielen Wegen, um Ressourcen zu gewinnen.

Gefahr für unsere Ressourcen: Unser Umfeld kann eine Gefahr für unsere Ressourcen darstellen, uns unserer Ressourcen berauben. Umgeben wir uns mit *Menschen, die sich z. B. beklagen, ständig über ihre Probleme reden und an uns zweifeln*, berauben sie uns unserer Ressourcen. Oft geschieht das unbemerkt, vor allem, wenn wir daran gewöhnt sind, von solchen Menschen umgeben zu sein.

Zum einen übertragen solche Menschen ihre negative Weltanschauung auf uns, was unsere Kräfte und Motivation raubt und zum anderen sind diese Menschen oft gleichzeitig die, die mit *Erwartungen und Bitten* ihre Mitmenschen inklusive uns beladen. Deshalb ist es äußerst wichtig, seine Grenzen zu kennen, sie zu setzen und zu verteidigen.

In deinen Grenzen definierst du deinen persönlichen Raum, in den keiner eindringen sollte. In diesem Raum ist Zeit für dich selbst, um gut für dich sorgen zu können. Da ist Zeit für Menschen und Aktivitäten, die du genießt, die dir neue Energie geben, Motivation und positive Emotionen. In diese Zeit solltest du keine Bitten und Erwartungen eintreten lassen, die nicht vereinbart waren. Menschen, die es gewohnt sind, dass du ihren Erwartungen und Bitten nachgehst, werden es dir schwer machen, diese Grenzen beizubehalten. Sie werden mit allen Mitteln versuchen, dich dazu zu bringen, dein altes Verhalten zu reaktivieren. Denn für diese Menschen entgehen hier Ressourcen. Du hast etwas für sie gemacht, was du nun nicht mehr tust. Es fehlt also etwas für sie und sie müssen sich selbst darum kümmern.

Erinnere dich immer daran, dass jeder die Verantwortung für sein Leben und seine Ressourcen selbst trägt. Wenn du jemandem helfen willst, tue es, weil du es willst, aus Überfluss und nicht als einen Einschnitt in deinen persönlichen Bereich. Analysiere dabei die Situationen gut.

Eine bedeutsame und grundlegende Ressource, die es bei jedem Traum oder Wunsch zu erschaffen gilt, ist, der feste Glauben daran, dass dein Wunsch real werden kann in deinem Leben. Dieser Glaube muss fest in dir verankert sein. Das woran wir glauben, versucht unser Gehirn und unser Unbewusstsein nonstop zu bestätigen. Ein gutes Beispiel dafür sind die selbsterfüllenden Prophezeiungen. Sie funktionieren durch den Glauben der Menschen. Wir glauben etwas und kreieren es dementsprechend. Nach diesem Prinzip erschaffen wir vieles in unserem Leben. Denkst du z. B., dass es bald einen Toilettenpapiermangel geben wird, wegen Corona und erzählst das all deinen Freunden und Verwandten, damit es ihnen nicht an Toilettenpapier fehlt. Alle gehen zum Supermarkt und kaufen sich Toilettenpapier, sodass es zumindest für zwei bis drei Monate reichen würde. Nun ist die Produktion nicht darauf vorbereitet. Sie stellt die Menge der üblichen Nachfrage her. Was passiert nun? Ein Toilettenpapiermangel. Ohne deine Überzeugung, dass es einen Toilettenpapiermangel geben wird, wäre er nicht da!

Voilà, du hast etwas kreiert, was in deiner Vorstellung war.

Übung

Frage dich ehrlich, was du über dich bzgl. deines Traumes denkst und was du über deinen Traum denkst. Beobachte auch deine Gedanken und Emotionen und schreibe sie auf.

Mein Traum:

Meine Überzeugungen über mich bzgl. meines Traumes:

Meine Überzeugungen über meinen Traum:

Meine Überzeugungen bzgl. der Menschen, die meinen Traum schon leben:

____

____

____

____

____

____

____

____

____

____

____

____

Meine Gefühle:

Zum Beispiel:

Traum: *Eigenes Business gründen.*

Überzeugungen: *Ich werde es wahrscheinlich nicht schaffen. Ein Business bedeutet Überforderung. Nur unehrliche Menschen können ein erfolgreiches Business führen. Nur Menschen mit Beziehungen können ein Business gründen.*

Gefühle: *Traurig, besorgt, ängstlich …*

Nun könntest du eine Analyse dessen machen, was du an
Ressourcen benötigst für deinen Traum und was du schon hast.

So könnte ein Beispiel aussehen:

Notwendige Ressourcen	Vorhanden?	Ideen für fehlende Ressourcen
Businesspartner	Ja	
Startkapital	Nein	1. Ich könnte Crowd-funding beantragen. 2. Ich könnte zu einem Start-up-Meeting gehen.
Marketing-Skills	Ja	
Zeit (8 h/Wo)	Ja	
Homepage	Nein	1. Ich könnte jemanden anstellen: – via Freelancer.com – durch einen Aushang in der Uni... 2. Ich könnte es selbst machen: – mit Wordpress.com – mit Wix.com...

Notwendige Ressourcen	Vorhanden?	Ideen für fehlende Ressourcen

Es ist immer vorteilhaft, sich Dinge zu notieren, besonders wenn sie bedeutsam für uns sind. So haben wir eine bessere Übersicht und Struktur. Außerdem verankert sich das Geschriebene leichter in unserem Unbewussten.

In einer Tabelle, wie sie oben aufgeführt ist, erschaffst du eine klare Übersicht über alle notwendigen Ressourcen. Du könntest diese Tabelle wie die Zutaten für eine Mahlzeit betrachten. Hast du alles, so musst du es nur noch richtig kombinieren und verarbeiten.

Zu wissen, über welche Ressourcen du im Allgemeinen verfügst, kann dir auch dabei helfen, voranzukommen, denn Ressourcen lassen sich gegeneinander austauschen. Halte im Folgenden alle Ressourcen fest, über die du verfügst.

Meine Ressourcen	Meine Ressourcen einzeln aufgeführt, inklusive ihres Umfangs und ihrer Qualität	Gegen welche Ressource, die ich benötige, könnte ich sie eintauschen?
Zeit		
Geld		
Wissen		
Fähigkeiten		
Ideen		
Energie/ Kraft		
Beziehungen		

5. Bleibe

konsistent

Beim Erschaffen neuer Ressourcen ist von großer Bedeutung, eine aktive Rolle einzunehmen und Schritt für Schritt das zu kreieren, was wir wollen. Wir Menschen sind eher dazu geneigt, passiv zu sein und die Dinge auf uns zukommen zu lassen. Wir warten gerne, bis ein Wunder geschieht oder bis sich etwas ändert, damit wir endlich das machen können, was wir uns wünschen. Wir warten bis wir die Schule beendet haben, dann bis wir die Ausbildung / das Studium beendet haben, bis wir eine Familie gegründet haben, bis die Kinder groß geworden sind, bis sich die ökonomische Lage ändert, bis wir umziehen können, bis wir Menschen finden, die an uns glauben etc. So funktioniert es leider nicht. Die Wahrscheinlichkeit ist groß, sein ganzes Leben lang so im Warten zu verbringen.

Stattdessen ist es viel wirksamer, offen zu sein, aktiv nach Lösungen zu suchen und regelmäßig nach Möglichkeiten Ausschau zu halten, die uns unserem Ziel näher bringen. Auch wenn wir nur ein paar Minuten täglich und dafür Zeit nehmen. So gehen wir Schritt für Schritt in die Richtung des Erwünschten. Wir kreieren Stück für Stück unser Traumleben.

Eine tolle Regel, die mir dabei geholfen hat, konsistent zu bleiben, ist die Zwei-Minuten-Regel. An all den Tagen, an denen ich vollkommen erledigt war von meinen Verpflichtungen und von meinem Alltag und wirklich keine Kraft mehr hatte, mich mit meinen Zielen zu beschäftigen, sagte ich mir, mache es nur für zwei Minuten, und es funktionierte.

Der Anfang ist häufig das schwierigste, was es zu überwinden gilt. Sind wir einmal in der Aktivität, auf dem Weg zu unseren Träumen, bekommen wir schon automatisch neue Kräfte. Wir sind motiviert weiterzumachen. An manchen Tagen bleibt es jedoch bei diesen zwei Minuten, für die ich auch dankbar bin. Wie es so schön heißt: ‚*Ein steter Tropfen höhlt den Stein*‘.

Übung

Schreibe auf, was du jeden Tag machen könntest, um einen kleinen Schritt deinem Wunsch näher zu kommen und um Ressourcen zu kreieren. Es können Aufgaben sein, die ab zwei Minuten anfangen, wie z. B.:

- (Zwei Minuten) dich und deine Vorstellungskraft darauf fokussieren, was du erschaffen willst.
- (Zwei Minuten lang) aufschreiben, welche kleinen Aufgaben du täglich machen könntest (Brainstorming).
- (Zwei Minuten) etwas lesen, das dich motiviert (eine Zeitschrift, Motivationszitate etc.)
- (Zwei Minuten lang) aufschreiben, wofür du heute dankbar bist und dich vollkommen auf das Gefühl der Dankbarkeit fokussieren.
- Aufräumen.
- Ausmisten.
- Wertschätzung sich oder jemandem gegenüber aussprechen

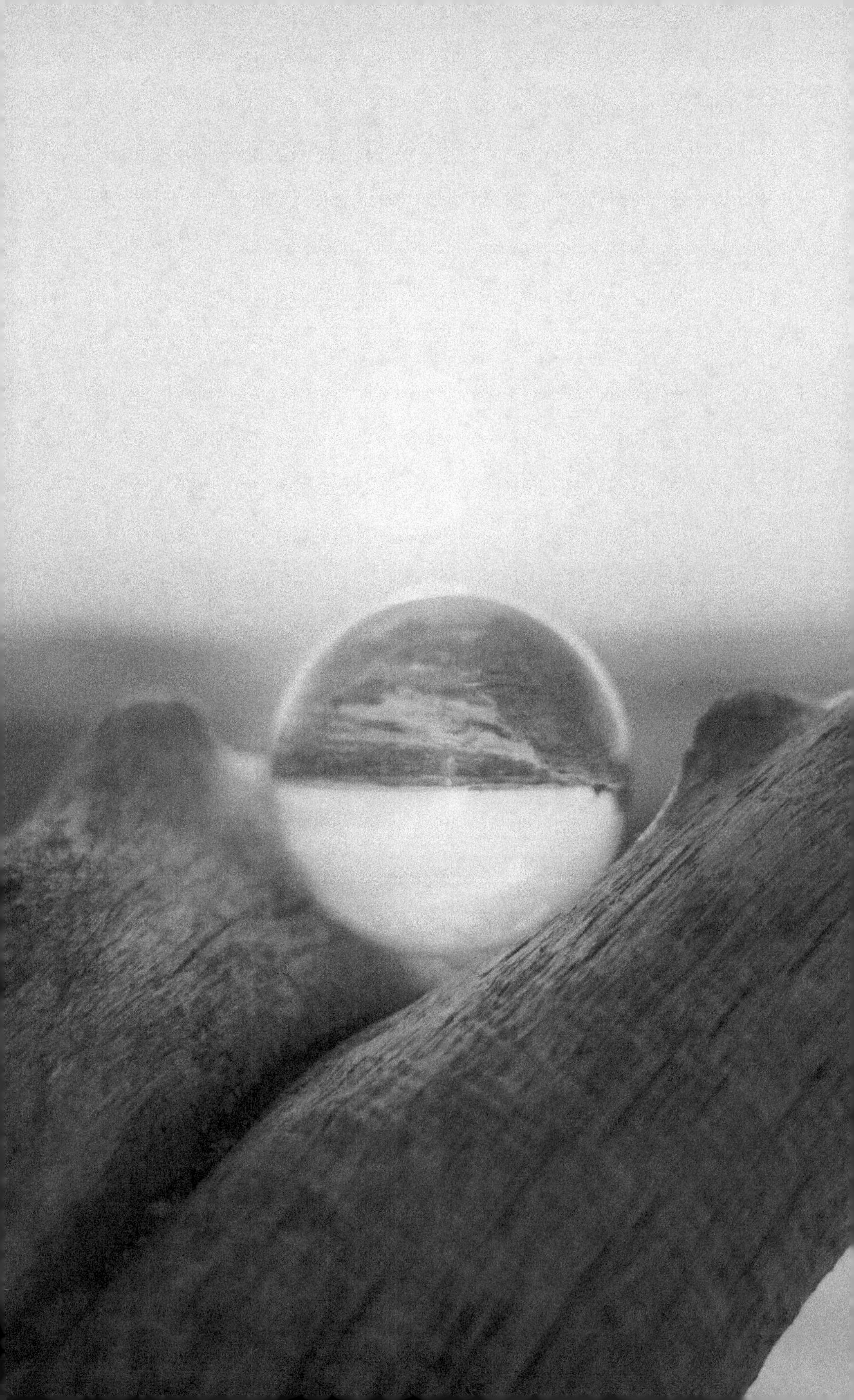

Das Beste kommt zum Schluss ...

Über den Ursprung

von allem …

Bevor alles Menschengemachte auf der Welt entstanden ist, war es stets jemandes Vorstellung gewesen. Bevor eine Person mit einer anderen auf verschiedenen Kontinent kommunizieren konnte, hat sich jemand das Telefon vorgestellt und kreiert. Bevor das Telefon zum Handy wurde, hatte sich jemand vorgestellt, wie es wäre, ungebunden an einen Ort zu kommunizieren. Bevor das Flugzeug erschaffen wurde, war es eine Vorstellung von jemandem, über Kontinente fliegen zu können und bevor die Rakete kreiert wurde, hat sich jemand vorgestellt, wie es wäre, einen anderen Planeten zu erkunden.

Die Vorstellung von etwas, verknüpft mit dem Wunsch, es zu erschaffen, ist immer der erste Schritt der Entstehung von allem, was wir kennen. Alles wird zuallererst in unserer Vorstellung kreiert. Unsere Vorstellung verfügt über eine immense Kraft und kann für uns oder gegen uns spielen, je nachdem, wozu wir sie nutzen.

Füllen wir unsere Vorstellungskraft mit Ängsten und Horrorszenarien, die passieren könnten, so wird unsere Vorstellungskraft dafür sorgen, dass wir stets energielos sind und uns von unserem Traumleben abhalten. Sie wird zum Hindernis für uns, auf unserem Weg. Sie wird uns daran hindern etwas Wünschenswertes zu erreichen. Es ist sehr schwer, etwas Schönes zu erschaffen und sich gleichzeitig Albträume auszumalen.

Füllen wir unsere Vorstellungskraft stattdessen mit unseren Träumen und mit all dem, was wir gerne in unserem Leben und in der Welt sehen würden, so wird unsere Vorstellungskraft zu unserem besten Freund. Sie sorgt dafür, dass wir Kraft und Energie haben. Sie treibt uns an und füllt uns mit Zuversicht, Freude und Frieden. Sie verhilft uns, Wege zu sehen, dahin zu kommen, wo wir hinkommen wollen und das zu erschaffen, was wir erschaffen wollen.

Achte stets darauf, womit du deinen Geist und deine Vorstellungskraft füllst. Hier liegt einer der größten Schätze, die wir in uns tragen. Unsere Vorstellung kann genauso trainiert werden wie unsere Achtsamkeit. Wir können es uns durch Wiederholung zur Gewohnheit machen, uns das vorzustellen, was wir erreichen wollen, statt dem, was schieflaufen könnte.

Übung

Nimm dir zehn Minuten Zeit bevor du in den Tag startest, um dich daran zu erinnern, welche Momente in deinem Leben passiert sind, die dich mit Freude erfüllt haben. Suche dir einen Moment aus und versetze dich in diesen Moment. Erinnere dich so detailliert du kannst an alles, was damals passierte.

Nun erinnere dich an etwas, was du geschafft hast und worauf du stolz bist. Erinnere dich auch an dieses Ereignis in allen Details.

Abschließend: visualisiere deine Träume. Stelle dir vor, wie dein Leben sein wird, wenn du das erreicht hast, was du erreichen willst. Sehe dich selbst vor deinem inneren Auge mit all dem, was du erreichen willst. (Es können Eigenschaften sein, wie Selbstbewusstsein oder Gelassenheit, ebenso wie materielle Dinge, wie ein Haus oder ein bestimmtes Gewicht oder eine Form deines Körpers. Es können Aktivitäten sein, wie eine Reise in ein bestimmtes Land … alles, was du dir eben wünschen kannst.)

Spüre in deinem Körper, wie du dich fühlen wirst, wenn du da bist, wo du hinwillst, und verspüre schon jetzt die Dankbarkeit dafür.

Schlusswort

Auf meinem Weg zu mir hatte ich oft Zweifel. Ich war mir nicht sicher, ob es Sinn macht, meinem Herzen zu folgen, ob ich es nicht bereuen würde nach einiger Zeit, ob es dann nicht zu spät sein würde, doch umzukehren. Ich zweifelte daran, ob ich fair anderen gegenüber war. Ich wusste nicht, ob ich zu egoistisch bin oder ob ich mich zu großem Risiko aussetze. Oft habe ich buchstäblich keine Kraft gehabt weiterzumachen oder den nächsten Schritt zu tun. Und ich kann mich auch an die Eckpunkte meiner Selbstfindungsreise erinnern. An ihren Anfang, an das Ende meiner langjährigen Beziehung, an den Wechsel meines Studiums, an die Reise in die USA, an das Ablehnen der sicheren Anstellung in einem Unternehmen und das harte Arbeiten an meiner Selbstständigkeit, an meinen Ideen. Ich erinnere mich an das Herumtappen im Dunklen und an die Ups und Downs. Zu all diesen Zeiten haben meine Zweifel und Ängste buchstäblich geschrien.

Aber ich erinnere mich auch an das erfolgreiche Absolvieren meines Studiums, das mir am Herzen lag und das mir zahlreiche neue Einsichten und neue Motivation gegeben hatte. Ich erinnere mich an endlose, interessante Diskussionen mit Gleichgesinnten, die mir begegneten und an Freundschaften, die ich schloss. Ich erinnere mich an das Gefühl, am anderen Ende der Welt angekommen zu sein und zugleich die erste Reise allein in meinem Leben zu unternehmen. Ich erinnere mich an das Gefühl, vollkommen auf mich gestellt zu sein und zu wissen, dass ich es ausgezeichnet hinbekomme, auf einem für mich neuen Kontinent, mit einer für mich neuen Kultur in einer Fremdsprache zu studieren. Ich kann mich daran erinnern, rückblickend all meine Ängste und meine Zweifel an mir und an den Menschen zu überwinden. Ich kann mich auch daran erinnern, zum ersten Mal durch meine Selbstständigkeit mich selbst versorgen zu können, über eine längere Zeit. Ich kann mich erinnern, an all die Motivatoren und Vorbilder, die mich begleiteten auf meinem Weg, an Stunden voller Inspiration. Ich kann mich daran erinnern, meine ersten Kunstwerke kreiert, sie ausgestellt und verkauft zu haben. Und ich erinnere mich an all die Menschen, denen ich auf meinem Weg begegnete und die mich unterstützten und begleiteten, die sich wirklich für mich freuten und mir halfen. Ich erinnere mich an den Beginn einer neuen Beziehung voller Verständnis, Verbundenheit und Freiheit. Und ich erinnere mich an das Fahrradfahren ohne Ziel und Richtung und an die endlosen Stunden des Tanzens, lebendiger denn je.

Ich erinnere mich auch an die zahlreichen magischen Momente, von denen ich bislang nur gehört hatte, an deren Existenz ich nicht glauben konnte. An die Momente, in denen alles von allein zum richtigen Zeitpunkt passierte. An Momente des Flows. An Momente des Glücks. An Momente der Erfüllung. An Momente, in denen ich genau wusste, wieso ich hier bin. An Momente, in denen alles einen Sinn ergab. Und ich erinnere mich auch an alle Ideen, die anfingen, Gestalt anzunehmen und sich in wunderschöne Projekte verwandelten. Ich erinnere mich an die Gestaltung meiner ersten Kurse, daran sie zu halten und an die ersten positiven Rückmeldungen. Ich erinnere mich, zu erfahren, dass ich jemanden inspiriert habe und dass das Leben von jemandem sich durch mich so sehr gewandelt hatte. Ich erinnere mich, zu hören, dass sich jemand aus einer Depression befreite mit meiner Hilfe. Für diese Momente allein kann ich voller Überzeugung sagen: ‚Es hat sich gelohnt'. Diese Momente wünsche ich jedem Einzelnen. Es sind die Momente, für die es sich lohnt zu leben. Und es ist nie zu spät anzufangen, sich zu erkunden, anzufangen für sich zu sorgen, anzufangen, das zu machen, wofür dein Herz schlägt, anzufangen dich zu entwickeln, anzufangen das Leben zu genießen und glücklich zu sein, denn das ist genau das, wofür du hier bist.

Dankeschön an

meinen Opa, der mich inspiriert und mir Zuversicht schenkt.

meine Eltern, die mich auf meinem Weg unterstützen und die immer für mich da sind.

Artem Zolotarov, der mir als Vorbild und Stütze immer zur Seite steht.

Yorman Munoz, der mich motiviert, inspiriert und an mich glaubt.

Andreas Schirmer, der mir stets interessante Denkimpulse liefert und für Klarheit in der Verwirrung sorgt.

Mariia Naumovets, die mich motiviert und mich neue Perspektiven sehen lässt.

Zivana Kelic, für ihre Weisheit, Hoffnung, Stärke und Unterstützung.

Ebru Cal und Patris Pasdar, für ihre tollen Ideen und Unterstützung.

Regina Potomkina, für die superangenehme Zusammenarbeit und das wunderschöne Design. Auf weitere gemeinsame Projekte!

Ebenso bedanke ich mich bei all denen, die mir am eigenen Beispiel zeigen, dass ein glückliches und erfülltes Leben kein Zufall und auch kein Schicksal ist, sondern ein Resultat von Gedanken, Überzeugungen, Taten und Gewohnheiten, die wir täglich aufs Neue kreieren.

Quellen

[1] Heidenberger, B.: Die versteckte Weisheit. Zeitblüten. Abgerufen am 06.07.2020 von https://www.zeitblueten.com/news/die-versteckte-weisheit/.

[2] Rammstedt, B., Kemper, C. J., Klein, M. C., Beierlein, C. & Kovaleva, A.: Eine kurze Skala zur Messung der fünf Dimensionen der Persönlichkeit: Big-Five-Inventory-10 (BFI-10). GESIS-Working Papers. Gesis. 2012.

[3] Gigerenzer, G.: Bauchentscheidungen. Die Intelligenz des Unbewussten und die Macht der Intuition. Goldmann 2007.

[4] GBI Genios (Hrsg.): Thema Führung & Organisation: Ausgewählte Themen, Jahrgänge 2006–2014. Genios Verlag 2015.

[5] Nöllke, M.: Entscheidungen treffen. Schnell, sicher, richtig (3. Aufl). Haufe 2004.

[6] Vohs K. D., Nelson N., Rawn C.: Why Do Choices Tax Self-Regulatory Resources? Three Tests of Candidates to Explain Decision Fatigue. NA – Advances in Consumer Research Volume 36, eds. Ann L. McGill and Sharon Shavitt, Duluth, MN: Association for Consumer Research 2009.

[7] Mobbs, D., Hagan, C. C., Dalgleish, T., Silston, B. & Prévost, C.: The ecology of human fear: Survival optimization and the nervous system. Frontiers in Neuroscience 2015.

[8] Späth, T. & Bao, S. Y.: Shaolin. In acht Schritten zu mehr Energie und Balance. GU. 2013.

⁹ Welt der Wunder Magazin: So wird man schlechte Gewohnheiten los. Abgerufen am 08.07.2020 von https://www.weltderwunder.de/artikel/so-wird-man-schlechte-gewohnheiten-los?

¹⁰ Sagi, Y., Tavor, I. Hofstetter, S., Tzur-Moryosef, S., Blumenfeld-Katzir, T. & Assaf, Y.: Learning in the Fast Lane: New Insights into Neuroplasticity. Science Direct. Vol. 73 2012. Abgerufen von https://www.sciencedirect.com/science/article/pii/S089662731200178X - !

¹¹ „Einklang" auf Duden online. Abgerufen am 21.07.2020 von https://www.duden.de/node/37856/revision/37885.

¹² Ford, H. Abgerufen am 20.07.2020 von https://www.zitate.de/autor/Ford%2C+Henry?page=3.

¹³ Edison, T. Abgerufen am 20.07.2020 von https://zitatezumnachdenken.com/thomas-a-edison/2235.

¹⁴ Bucay, J.: Komm, ich erzähl dir eine Geschichte. Der Hörverlag 2015.

¹⁵ Heidenreich, T., Junghanns-Royack, K., Michalak, J.: Mindfulness-based therapy: Achtsamkeit vermitteln. In: Frank, R. (Hrsg.): Therapieziel Wohlbefinden. Springer 2011.

¹⁶ Lenzeder, G.: Achtsamkeit und ihre Bedeutung für das Wohlbefinden. Eine explorative Studie. Grin 2009.

¹⁷ Tscharf, C. & Pinto, J. P.: Lean Coaching: The Wheel of Life and the Harada Method [A New Approach from the "as is" to the "to be"]. 7th International Conference on Literature, Humanities, Fashion and Hospitality Management (LHFHM-17). Oct. 5–6 2017.

Über die Autorin:

Die Autorin des Buches „Der Weg zu deinem erfüllten Ich"
kommt als gebürtige Ukrainerin mit acht Jahren nach Deutsch-
land. Hier studiert sie nach ihrem Abitur technische BWL, in
der Zeit, als ihre Selbstfindungsreise beginnt. So wechselt sie
ihre Fachrichtung, um ihr Studium mit dem zu vereinen, was
ihr am Herz liegt – das menschliche Glück und die Erfüllung.
Nach einem erfolgreichen Masterabschluss in den kognitiven
Wissenschaften, lässt sich Lina zu einem Coach ausbilden, um
ihrem Umfeld auch praktisch Hilfestellungen bieten zu können.
Seitdem gibt sie ihre Erfahrungen und ihr Wissen als Dozentin in
Form von Workshops und privaten Coachings zu den Themen
der Selbstfindung, Selbstverwirklichung, Motivation
und Zielerreichung weiter.

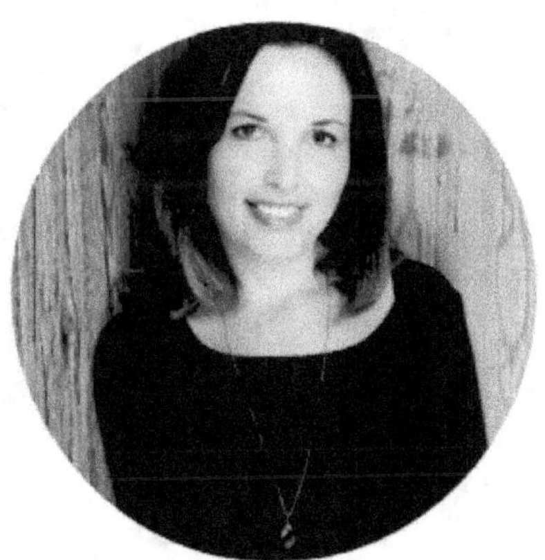

Mehr zu Lina Zolotarova und den Workshops findest du unter:
www.sharejoy.de
kontakt@sharejoy.de
+49(0) 179 721 5202

Impressum

1.Auflage
Deutsche Erstausgabe August 2020
©2020 Lina Zolotarova

Autor: Lina Zolotarova

Lektorat: Lektorat Plus (www.lektorat-plus.de)

Layout, Satz und Illustrationen: Regina Potomkina

Bilder: Unsplash (www.unsplash.com)

Umschalggestaltung: Upwork (www.upwork.com)

Umschalgmotiv: Regina Potomkina

Druck und Bindung: Amazon

Wichtiger Hinweis

Alle Ratschläge, Anwendungen und Übungen in diesem Buch wurden von der Autorin sorgfältig recherchiert und in der Praxis erprobt. Dennoch können nur Sie selbst entscheiden, ob und inwieweit Sie diese Vorschläge umsetzen möchten. Lassen Sie sich im Zweifelsfall zuvor durch einen Arzt oder Therapeuten beraten.

Die Autorin kann nicht für eventuelle Nachteile oder Schäden, die aus den im Buch gegebenen praktischen Hinweisen resultieren, eine Haftung übernehmen.

Schreibweisen

Begriffe, die sowohl eine männliche, als auch eine weibliche Schreibform haben, wurden nach den Zufallsprinzip zugeordnet und beziehen sich selbstverständlich auf beide Geschlechter.

Selfpublishing durch:

Lina Zolotarova

Share Joy (www.sharejoy.de)

Kurt-Schumacherstrasse 32

67663 Kaiserslautern

E-Mail: kontak@sharejoy.de

Mobil: +49 (0) 179 7215202

Share Joy
Lebe deinen Traum

www.sharejoy.de

www.ingramcontent.com/pod-product-compliance
Lightning Source LLC
Chambersburg PA
CBHW070752240726
48654CB00007B/56